OATMEAL LIFE

腸活

簡単！おいしい！

オートミール弁当

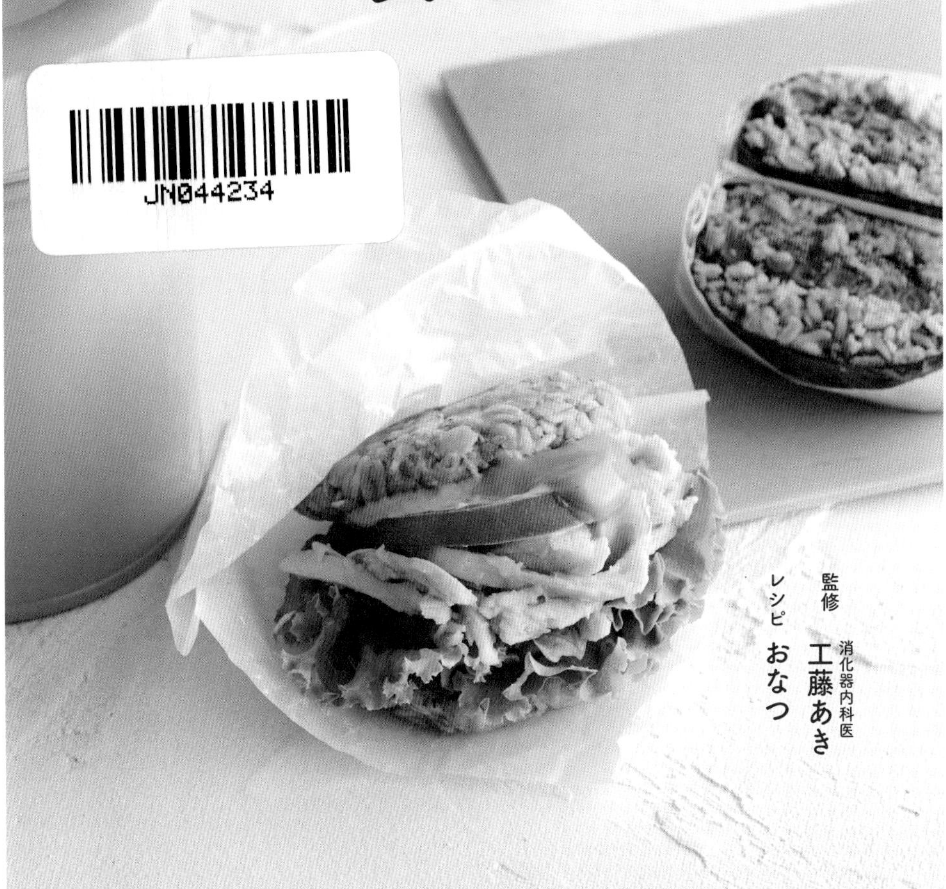

監修 消化器内科医 工藤あき
レシピ おなつ

池田書店

オートミールをお弁当に!!

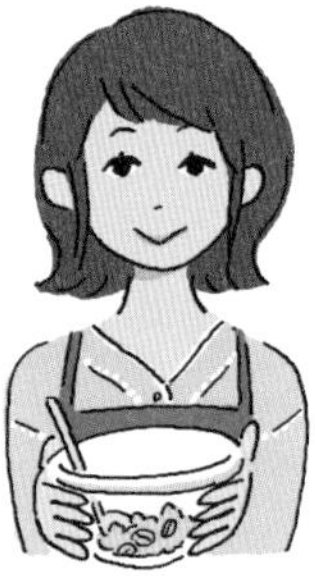

こんにちは、おなつです。

『腸活オートミールレシピ』を発刊してから、インスタのフォロワーさんから「オートミールって、お弁当に持っていけますか?」「スープジャーのレシピが知りたいです」「ふやかす以外のレシピも知りたいです」という声を多くいただきました。このことがきっかけになり、オートミールを使ったお弁当のレシピ本を作ることになりました。

リクエストの多かったスープジャーのレシピから、おにぎりにもできる炊きこみごはんやピラフ、サラダ、冷製スープ、オートミールを入れたおかず。これだけではなく、オートミールをバンズにしたライスバーガー、おにぎらず、さらにパン、蒸しパンのレシピも紹介しています。もちろん、お弁当ではなく、普段の料理としても食べられるものばかりです。

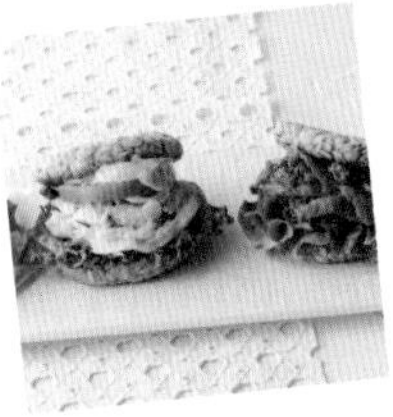

スープに入れるとトロッとなってしまうのが苦手、サラダなどにも入れたいという声から、ふやかすだけではない食べ方の大豆ミートを入れたソイミートオーツ（P24）、ぎゅっと固めたオートミールキューブ（P25）も新たに紹介しています。

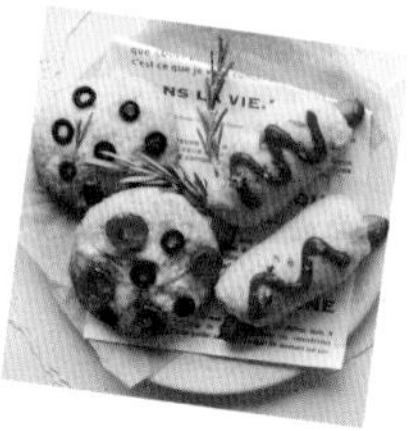

栄養価の高いオートミールを、日常に簡単に取り入れてもらいたいという思いから作りました。外出先でも、おうちでも楽しめるオートミールのお弁当をぜひ楽しんでください。

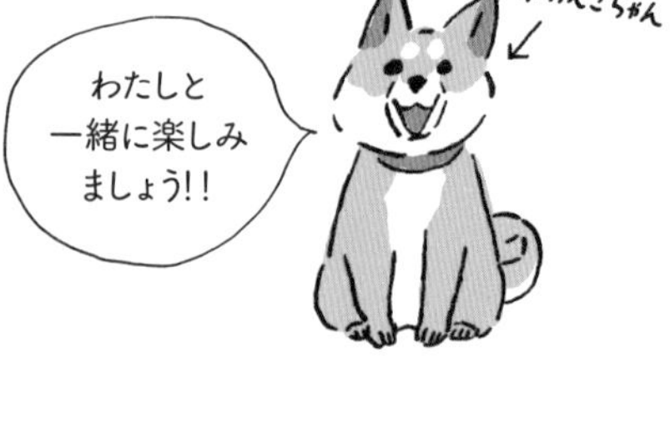
おなつさんちの
柴わんこちゃん
わたしと
一緒に楽しみ
ましょう!!

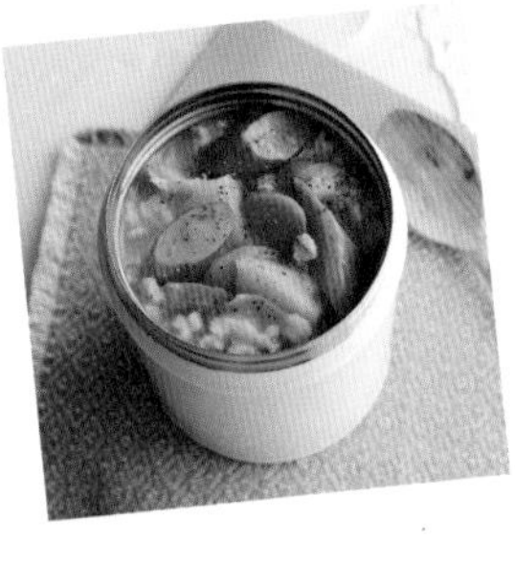

＼フォロワーさんに／

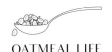

オートミールのお弁当について どんな食べ方をしているか教えてもらいました!!

「冷凍の牛丼の素とオートミール、タコスミートとチーズリゾット！　オートミールのチーズおかかおむすび」10代女性

「オムライス、親子丼、お好み焼き、ナゲット」30代女性

「オートミールを米化して、おかずはなんでもよしってことで冷凍食品も使ったり、簡単弁当持っていっています！」30代女性

「そのまま深めの容器に入れて、休憩室でお茶漬けの素＆お湯を注いで。サイドメニューは水切りヨーグルトとサラダ」20代女性

「オートミール粥オンリーなのですが、わかめを基本にキムチ、鶏もも肉、ささみ、納豆をローテーションにしています。汁気には豆乳、みそ汁の素を使っています」30代男性

「米化オートミールにひじき煮を混ぜた混ぜごはん風、米化オートミールでオムライス。会社で米化して市販のスープに投入！　冬はスープジャーでリゾットなどなど」30代女性

「私は毎日同じようなメニューです。もう半年していますが、オートミールにサラダチキン、ブラックペッパーかけて、チーズにキムチをのせて持っていきます。そして昼にお湯を入れてふやかして食べていますがお腹いっぱいになりいいですよ」40代女性

「スープチゲの素、わかめ、しめじ、ほうれん草をスープジャーに入れてリゾット風」20代女性

「米化してカリフラワーやブロッコリーなどと混ぜてできるだけ無添加でリゾットやチャーハンなどいろいろ」50代女性

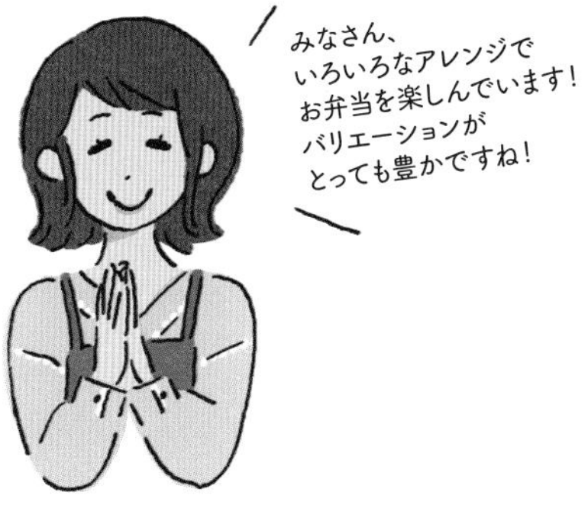
みなさん、
いろいろなアレンジで
お弁当を楽しんでいます！
バリエーションが
とっても豊かですね！

「米化して、しらすやおかかに麺つゆを少し入れて、おかずはブロッコリーとサラダチキンにしています。半年続けて10kgやせました。お好み焼きも大好きです」40代女性

CONTENTS

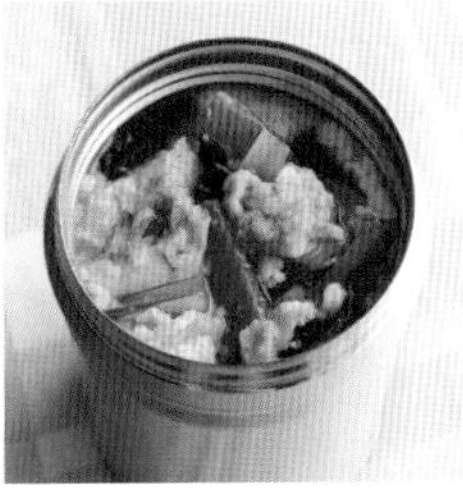

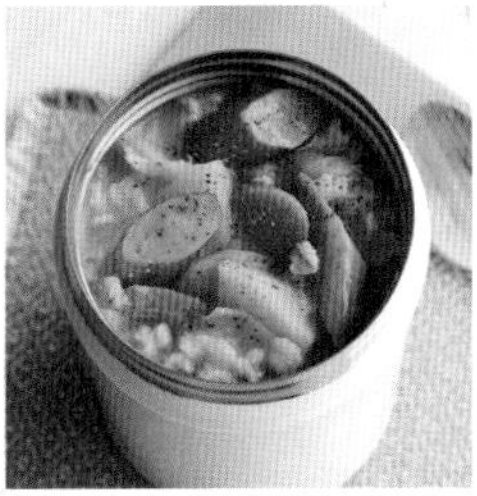

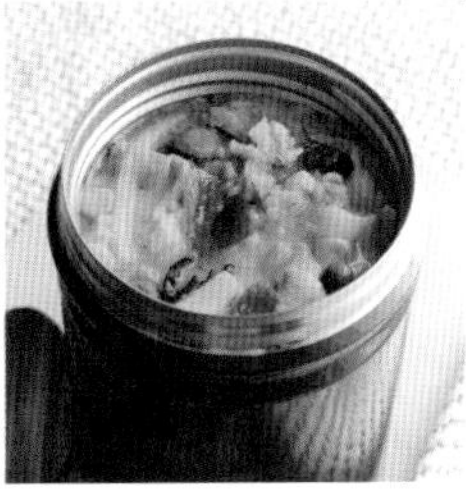

PART 2 おにぎらず・レンチンごはん

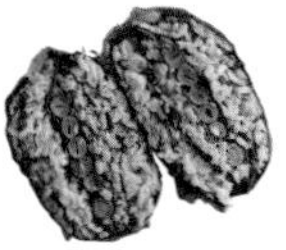

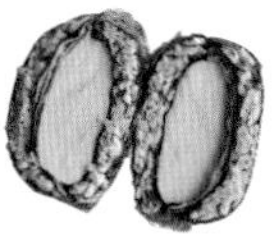

PART 3 ライスバーガー

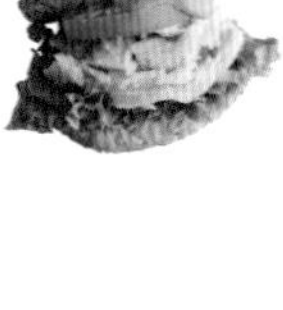

PART 4 サラダ・冷製スープ

PART 5 パン・蒸しパン

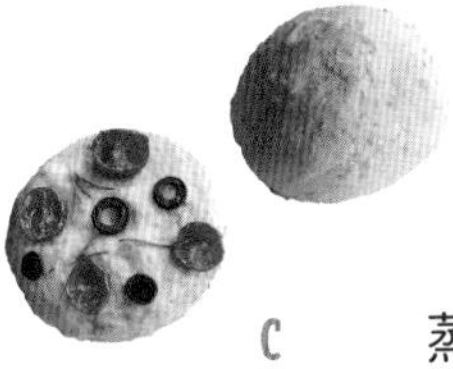

PART 6 おかず

本書の見方

味

スープジャーのレシピのみ、味のアイコン（和風、洋風、アジアン）を入れています。

食材の写真

スープジャーレシピのみ、メイン食材の写真を紹介しています。

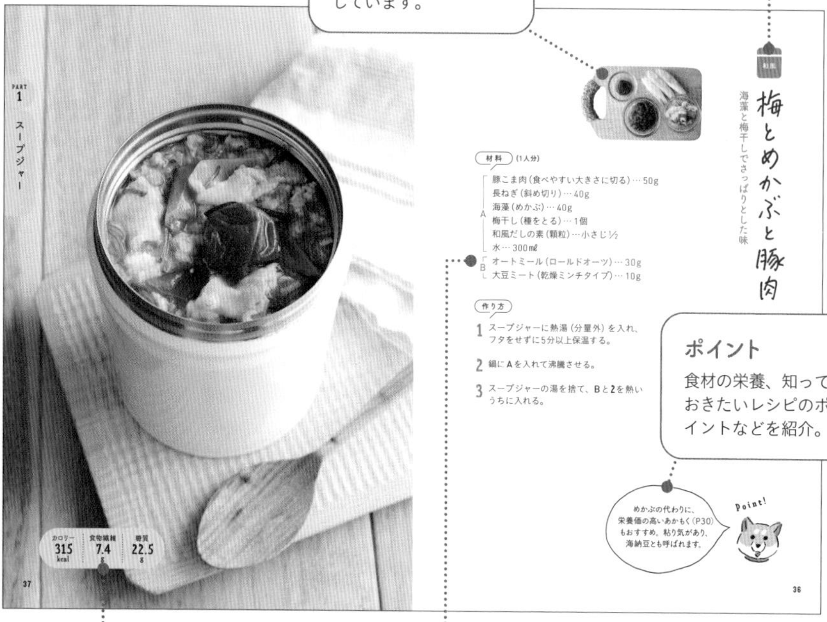

PART 1 スープジャー

和風

梅とめかぶと豚肉

海藻と梅干しでさっぱりとした味

材料（1人分）

A
- 豚こま肉（食べやすい大きさに切る）…50g
- 長ねぎ（斜め切り）…40g
- 海藻（めかぶ）…40g
- 梅干し（種をとる）…1個
- 和風だしの素（顆粒）…小さじ½
- 水…300mℓ

B
- オートミール（ロールドオーツ）…30g
- 大豆ミート（乾燥ミンチタイプ）…10g

作り方

1 スープジャーに熱湯（分量外）を入れ、フタをせずに5分以上保温する。

2 鍋にAを入れて沸騰させる。

3 スープジャーの湯を捨て、Bと2を熱いうちに入れる。

Point!

めかぶの代わりに、栄養価の高いあかもく（P30）もおすすめ。粘り気があり、海納豆とも呼ばれます。

カロリー 315 kcal　食物繊維 7.4 g　糖質 22.5 g

37　36

ポイント

食材の栄養、知っておきたいレシピのポイントなどを紹介。

カロリー、食物繊維、糖質

1人分の数値です。なかには、作りやすい分量、1個分などのものもあります。トッピング、お好みでかけるものなどの分は、数値に含まれていません。

オートミールの種類

各レシピにおすすめのオートミールの種類を入れています。ロールドオーツ、クイックオーツ、ソイミートオーツ、オートミールキューブの4種類。お好みの種類を選んでもおいしく食べることができます。

- 大さじ1=15mℓ、小さじ1=5mℓです。
- 電子レンジの調理時間は、600Wの場合の目安です。様子を見ながら調整してください。
- 食材の大きさは、個体によって変わります。分量は調節してください。
- 野菜を洗ったり、皮をむいたりなどの下処理は記述を省略しています。
- 適量とあるものは、お好みの分量で入れてください。
- フッ素樹脂加工のフライパンを使用する場合は、炒めるときの油はいりません。
- 材料の砂糖をカロリーゼロや控えめな甘味料に替えると、カロリーを抑えることができます。
- 牛乳の代わりに豆乳、アーモンドミルク、オーツミルクでもおいしく仕上がります。
- バターは有塩のものです。無塩のものは明記しています。
- 本書では、スープジャーのレシピは中身がしっかり見えるように、料理を多めに入れて撮影しています。実際にはジャー本体の説明書の分量に従って入れすぎないようにしてください。

オートミールの
いいところ

健康と美容に働く栄養がたっぷりのオートミール。
腸活にも効果的な食物繊維が豊富で、
不足しがちな鉄分、カルシウムなどの
ミネラルも含んでいます。
オートミールのいいところをご紹介。

オートミールの栄養と効果

栄養バランスのよさから、オートミールの健康と美容への効果に注目が集まっています。以前に比べて、スーパーなどに置かれるオートミールの種類も増えてきました。

オートミールの原材料は、オーツ麦。穂の形が燕のように見えることから燕麦《えんばく》とも呼ばれるイネ科の植物です。オーツ麦を蒸し、潰すなどの加工をして、食べやすくしたものがオートミール。調理方法は、いたって簡単。水になじませて、電子レンジで加熱をするだけ。白米を炊くよりも簡単です。

オートミールに含まれる栄養素で豊富なのは食物繊維。ほかに、ビタミン類、たんぱく質、鉄分、カルシウムなどのミネラルも含まれています。

食物繊維は、腸内環境をととのえるので、便秘の改善はもちろん、中性脂肪やコレステロールを体外に排出してダイエットにも効果を発揮します。食物繊維に含まれるβ-グルカンは、満腹感を維持し食べ過ぎを防止する働きもあります。さらに腸の動きを刺激するので、免疫細胞を活性化させるため、免疫力アップの効果も。

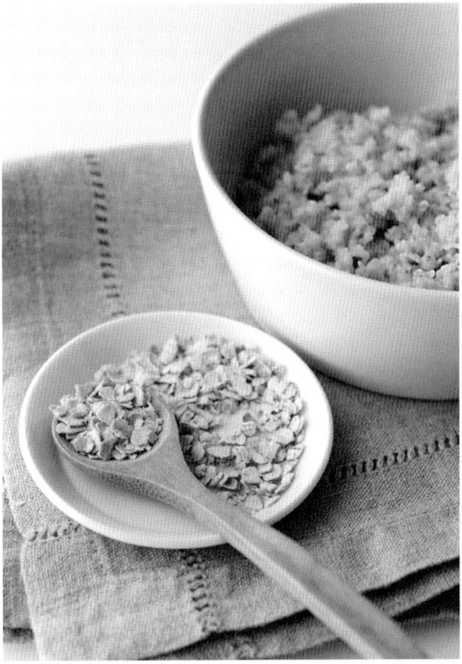

主な栄養素

- 食物繊維
- ビタミンB_1、E
- 鉄分
- たんぱく質

体にうれしい栄養素がたっぷり！

活性酸素の蓄積により、肌や血管の老化が進むといわれています。その活性酸素を除去する働きをするのが抗酸化作用。そのために必要なのがビタミンE。老廃物を排出し、血行促進効果により新陳代謝を高めます。

また、日常で不足しがちな鉄分、カルシウムなどのミネラルも積極的に摂りたい栄養素。鉄分の不足は貧血やめまいなどの症状につながることもあります。カルシウムも加齢とともに体内で減りがちなので、日々、気にしたいところです。

これらの栄養素が含まれるオートミールは、体にとてもいい食品。調理も簡単で栄養素もばっちりなので、おすすめです。

効果的な食べ方

- 1食分は、30〜50g
- 1日の食事のうち1〜2回にする
- 朝食に食べる
- たんぱく質、ビタミンなどの食材を加えて、バランスよく食べる

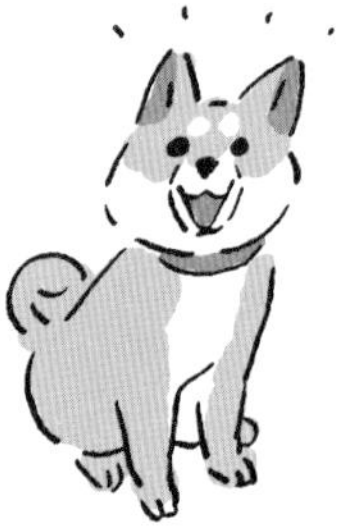

　では、オートミールを効率的に摂るためには、どうしたらいいのでしょうか。まず、オートミールは1食分30〜50gを目安にします。本書のレシピでは、その範囲内で使用しています。また、少量だけおかずに混ぜこんだりするのもいいでしょう。30gは少量に感じますが、水になじませて加熱するとふやけるので、思っているよりも食べ応えを感じます。肉や野菜などの食材を加えることでさらに食べ応えはアップします。

　1日の食事のうち1〜2回の主食をオートミールに置き換えるだけでも効果があります。おすすめは、朝食。次の食事の血糖値の上昇をゆるやかにする効果（セカンドミール効果）があるので、食欲をコントロールすることができ、食べ過ぎを抑えることができます。

2種類の食物繊維

オートミールに含まれる食物繊維の量は、白米の約20倍、玄米の約3.5倍。食物繊維には2種類あり、不溶性食物繊維、水溶性食物繊維があります。不溶性食物繊維は、水に溶けずに腸内まで運ばれるので、便のかさを増して、排便を促す効果があります。水溶性食物繊維は、水に溶けやすく糖を包んで大腸まで運び、腸内細菌のエサとなることで、大腸の動きが活発化します。なかでも水溶性食物繊維のβ-グルカンには、消化吸収のスピードをゆるめる働きや、セカンドミール効果があります。

しかし、オートミール１００ｇに含まれる食物繊維は10ｇ程度。オートミールだけでは、1日の食物繊維摂取量の目標値（男性21ｇ以上、女性18ｇ以上）を補えません。食物繊維が豊富とされる海藻、きのこ類、野菜、豆などを合わせて摂るようにしましょう。

オートミールを食べて、便秘になったときには、大腸の動きを活発にする水溶性食物繊維を意識して、さらに乳酸菌を含む発酵食品を摂りましょう。また、水分を摂ることもおすすめ。水分が足りないと便が硬くなったり、かさが少なくなったりして、腸内にとどまってしまいます。

食物繊維で腸活をして不調改善

腸の代表的な働きは消化、吸収です。口から食べたものは、食道、胃、小腸、大腸を通り、便となり排出されます。腸の長さは身長の約5倍。総面積はテニスコートに匹敵するほど。この広さで効率よく栄養素を消化、吸収しています。

また、腸には消化、吸収以外の働きがあることが最近わかってきました。

腸内には、約1億個の神経細胞があります。脳に次いで多いので、「第二の脳」と呼ばれるほど。その神経細胞により、脳と腸の間で情報交換をしているのです。腸内の様子を腸が脳に伝えているということ。その情報を受けた脳が体に指示を出しているのです。

このように、さまざまな臓器とつながっていることから、腸内の不調を他の臓器がサポートして、体内のバランスをととのえる働きもします。

腸にはさまざまな働きがあるので、腸の動きが悪くなると、体のいろいろなところで不調としてあらわれてきます。腸内の悪玉菌《あくだまきん》が増えていたり、ストレスを感じていたり、栄養の吸収が悪くなったりすると、便秘、下痢、お腹の張り、腹痛、肌荒れ、不眠などのい

腸内細菌の理想のバランス

善玉菌　悪玉菌　日和見菌

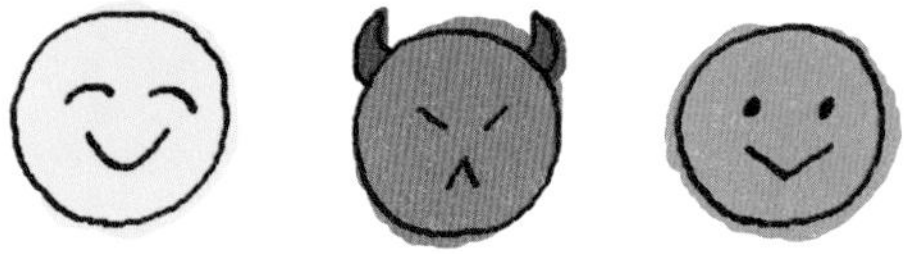

2 : 1 : 7

善玉菌：腸内環境のバランスをととのえるカギとなる。悪玉菌の増加を防ぐ。

悪玉菌：便秘、下痢、代謝不良など不調の原因となる。腸内環境を悪化させる。

日和見菌：腸内細菌のなかでは一番数が多い。善玉菌と悪玉菌の優勢なほうに加勢する。

↓

腸内細菌は、食物からの栄養素がエサ、
食生活が腸内環境をととのえるカギとなる

悪玉菌が腸内で増えると不調になる

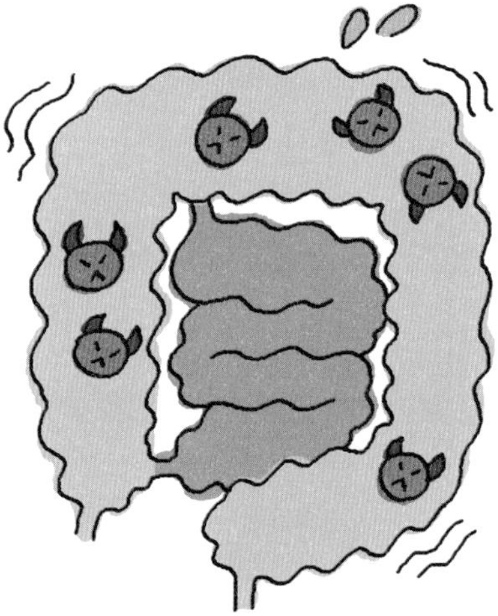

ろいろな不調になるのです。これらの不調を感じたら、腸活を意識してみましょう。食生活の見直し、適度な運動、しっかりと睡眠をとる、これらを心がけることで、腸の動きが活発化し、不調の改善へとつながります。

そんな腸内環境をととのえるためには、腸内細菌がポイントとなります。腸内細菌は約100兆個も存在しており、腸の壁に花畑のように生息していることから、「腸内フローラ（花畑）」と呼ばれています。腸内細菌は、善玉菌《ぜんだまきん》、悪玉菌、日和《ひより》見菌《みきん》の3種類。善玉菌は腸内の動きを活発にし、悪玉菌は腸内環境を悪化させます。日和見菌は、善玉菌と悪玉菌の優勢なほうに味方をします。腸内環境をととのえるためには、善玉菌を増やすことがポイント。これに必要なのはバランスのよい食事と、腸活に効果的な食物繊維、発酵食品を意識して摂ることです。

オートミールの種類

オートミールにはいくつか種類があります。
なかでもこの2種類が使いやすく、本書でも使っています。

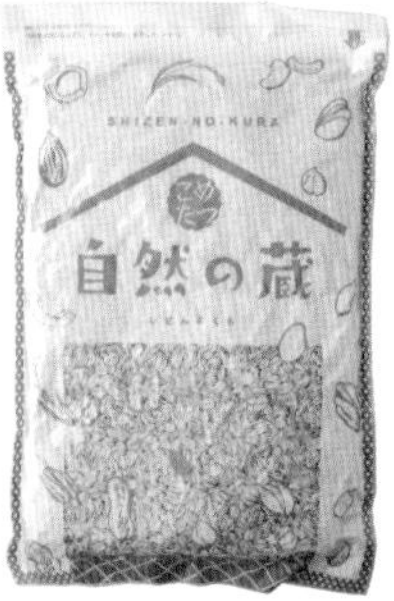

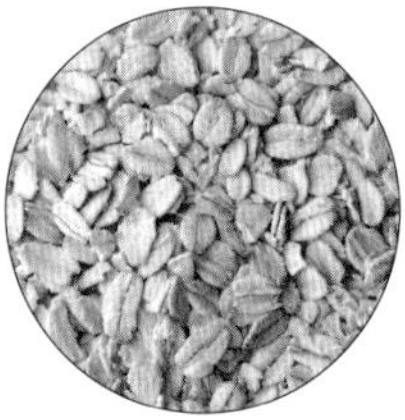

ロールドオーツ

粒がしっかりとしていて、ふやかして米のように食べることができます。ふっくらとして、プチプチとした食感はまるで玄米のよう。ネット通販などで購入可能。

自然の蔵オートミール800g／こめたつ

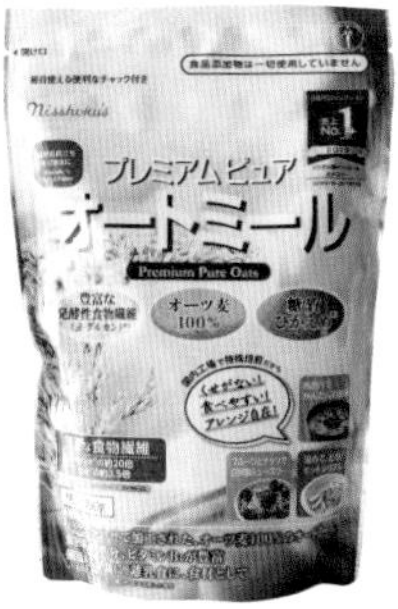

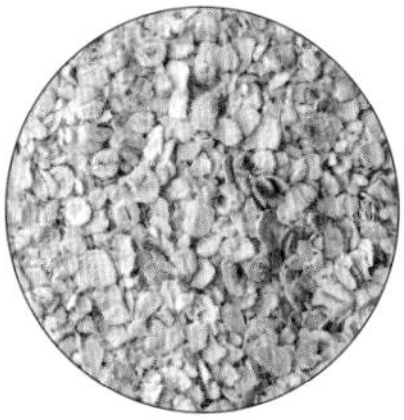

クイックオーツ

オーツ麦を砕いたもので、細かいためリゾットや雑炊、ひき肉料理のつなぎとして使うとふわふわな食感になります。スーパーなどで購入可能。

日食プレミアムピュアオートミール300g／
日本食品製造合資会社

どちらがおすすめ？

オートミール初心者には、調理時間も短く、食べやすいクイックオーツがおすすめです。スーパーでよく見かけるので、購入もしやすいです。

歯応えがほしい、トロッとした食感がちょっと苦手という方には、ロールドオーツがいいでしょう。おにぎりやチャーハンなどごはんとして食べたいときにおすすめです。

メーカーによっても違いがあるので、食べ比べてみて、食感や味など、お好みのものを見つけてください。

オートミール弁当を

持っていこう

お弁当にすれば職場、学校などでも
オートミールを楽しむことができます。
スープの素で簡単リゾットを作る、
ごはんの代わりにお弁当箱に詰めるだけなど
手軽に作れます。

お弁当にするおすすめポイント

職場や学校などでのランチにもオートミールを食べたい、外食やコンビニ弁当ではカロリーや栄養バランスが気になるという方も多いでしょう。

おなつさんのもとにも、「オートミールをお弁当にして持っていきたい」「どうやって持っていけばいいの？」などのメッセージがたくさん送られてきています。

オートミールをお弁当として持っていくメリットは、

- おいしいオートミールをどこでも食べることができること。
- スープジャーがあれば、オートミールと食材を鍋で加熱して注ぐだけで、じんわりと保温調理が可能。準備も簡単。
- 在宅勤務で、いちいちお昼を作るのが面倒、外に買いにいくのももったいない、打ち合わせや電話などがありお昼の時間が限られているといったときにも、お弁当ならば事前に作っておけるので、すぐに食べることができること。
- 家族がオートミールを食べなくても、自分のオートミール弁当を作れるということ。

オートミールのお弁当には、多くのメリットがあるのです。

オートミール弁当のいいところ

いつでもどこでも食べられる！

スープに入れてリゾットや雑炊のようにしたり、米のようにふやかして炊きこみごはんやおにぎりにしたり、いろいろなことができるので毎日のお弁当でも飽きずに食べることができます。

意外に簡単！

お弁当というと面倒くさいイメージがありますか？　オートミールなら調理も簡単！　本書には、鍋ひとつで、または電子レンジだけでできるレシピがたくさんあります。できたら、それをお弁当に詰めるだけ。

自分だけのお弁当！

家族はオートミールを食べないということも多いようです。お弁当ならば、自分の分だけを用意すればよいので、オートミールを楽しむことができます。また、洗い物もお弁当箱だけです。

一食で完結！

たんぱく質、野菜などが入った一食で完結するお弁当なら、これだけでOK。食べ応えもばっちり。

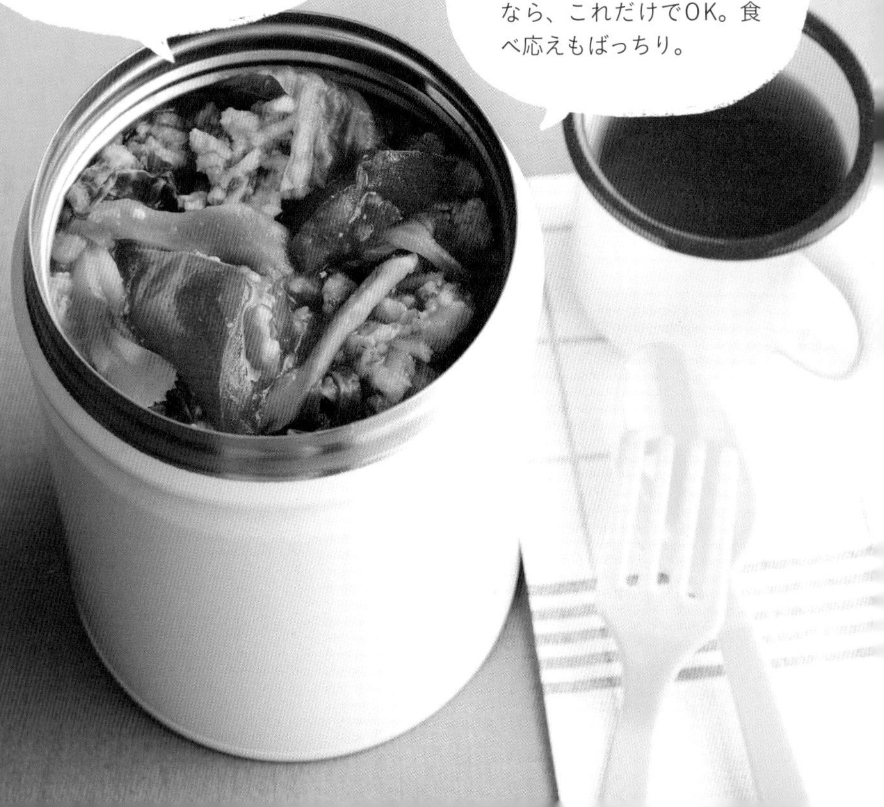

どんなふうに持っていける？

オートミールをお弁当に持っていくときに一番簡単なのは、スープジャーにオートミールと市販のスープの素を入れ、お湯を注いでフタをしめるだけ（P55参照）。お湯を沸かすだけで、鍋はいりません。スープジャーの保温効果で調理をします。これに慣れてきたら、鍋や電子レンジで調理したものを持っていきましょう。容量500㎖のスープジャーがあれば、具も合わせてたっぷり食べることができます。

次に手軽なのは、ロールドオーツに水を加えて加熱してお米のようにして、お弁当箱に詰めたり、おにぎりにしたりすること。おかずを添えれば、お弁当のできあがり。

炊きこみごはんやチャーハンにしてお弁当箱に詰めれば、これも立派なお弁当。詰めずにおにぎりにしてもOK。保冷に気を付ければサラダも持っていくことができます。

おにぎらずやライスバーガーも、具がたっぷり入っているので、そのままで一食完結ランチになります。また、パン、蒸しパンならば、おかずやサラダ、スープなどを加えればランチセットのできあがり。

スープジャー

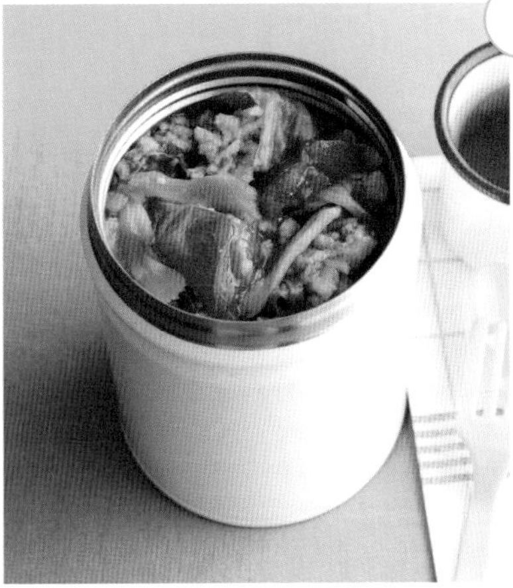

オートミール、肉やきのこ、野菜などを入れるとそれだけで主食、主菜、副菜も兼ねる一品ごはんになります。朝、仕込んでおけば、お昼に温かいお弁当を食べることができます。保温効果とともに保冷効果もあるので、予冷をしておけば、サラダや冷製スープもOK。

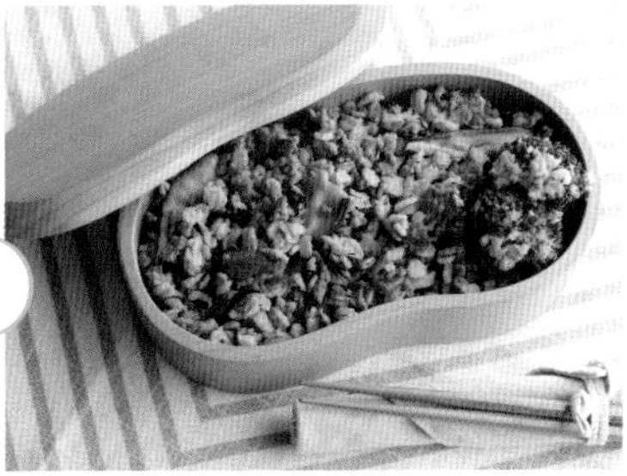

お弁当箱

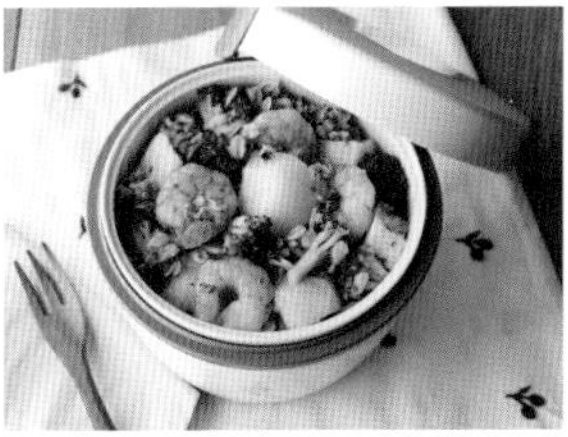

白米の代わりに詰めて、おかずを添えれば完成。もし職場や学校に電子レンジがあれば、食べる前に加熱し、温かくして食べることができます。オートミールの味だけだと、ちょっと穀物感があり食べにくい……という方には、炊きこみごはん、チャーハンなどがおすすめ。足りない主菜や副菜をプラスすれば、バランスもよくなります。

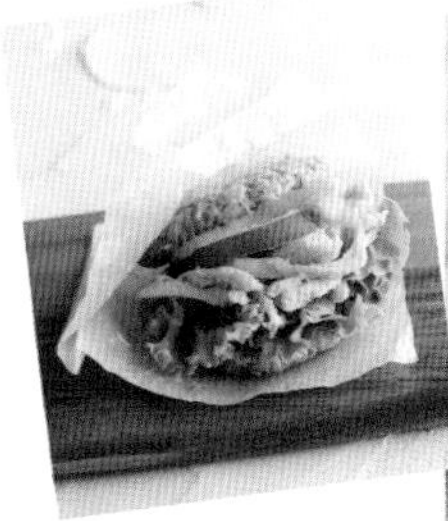

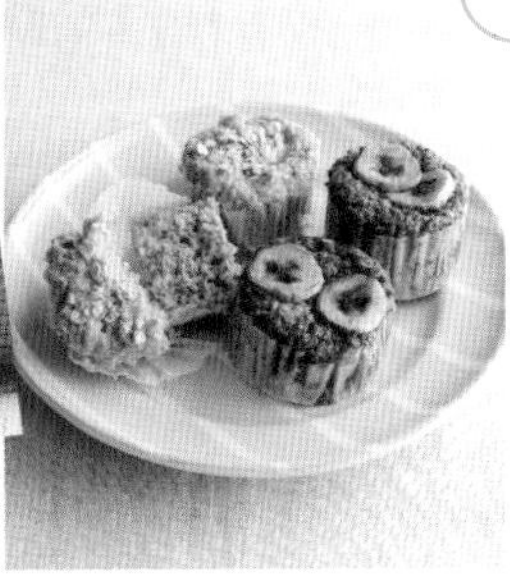

その他

オートミールのパン、蒸しパンならば、おかずとともにお弁当箱に入れたり、簡単にラップに包んで持っていくことができます。また、おにぎらず、ライスバーガーは、具に肉や野菜が入っているので、それだけでバランスのいいお弁当です。

オートミール弁当Q&A

**オートミールをお弁当として持っていくときに
気になることにお答えします。**

Q 白米の代わりに持っていったら、べちゃっとして、固まってしまいました。

A 時間がたつとべちゃっとなったり、塊になったりすることがあります。これは水分が原因。ふやかすときの水を少し減らしたり、加熱してすぐにしっかりとほぐすと水分をとばすことができます。

Q 冷凍保存ができるものはありますか？

A 本書のレシピのなかでは、スープジャー、サラダ、冷製スープ以外のレシピは、基本的に冷凍OKです。多めに作り、冷凍保存しておけば、お弁当作りに便利です。お弁当に詰めるときは、電子レンジで加熱して、冷ましてから詰めてください。

Q オートミールのお弁当だけで、栄養バランスはとれますか？

A 本書で紹介するスープジャー、おにぎらず、ライスバーガー、サラダのレシピは、肉や魚や卵などのたんぱく質食材や野菜を入れて、その一品でバランスよく栄養を摂れるように考えました。パン、蒸しパンなどは、別に主菜、副菜、スープなどと一緒に食べることをおすすめします。

Q できたてを食べたい！ どうしたらいいですか？

A 保温の効くスープジャーがおすすめです。お昼ごはんを食べる環境にもよりますが、電子レンジ、ポットなどがあるならば、乾燥のオートミールを持っていき、食べるときに調理することもできます。スープの素、カップスープ、お茶漬けの素などとともにお湯でふやかしたり、ごはんにかけるスープやレトルトなどを入れて電子レンジで加熱したりもおすすめ。

Q 前日の夜に作っておけるものはありますか？

A オートミールの調理は簡単ですが、冷ます時間がない！ というときには、おにぎりにして冷蔵庫で冷やしておき、そのまま持っていくことができます。またサラダは、具材を前日に切って冷蔵庫で冷やしておけば、当日詰めるだけでOKです。

オートミールの使い方

オートミールは、水になじませて電子レンジで加熱するだけ。
お米を炊くのに比べてとっても簡単です。基本のふやかし方のほかに、
大豆ミートを加えたソイミートオーツ、固めるオートミールキューブの
作り方も紹介。レシピでは、お好みの方法で使ってください。

材料

オートミール（クイックオーツ）… 30g
水… 100㎖

ごはんのようにしたい場合

ロールドオーツ30gに水50㎖をなじませたあと、電子レンジで1分加熱します。

作り方

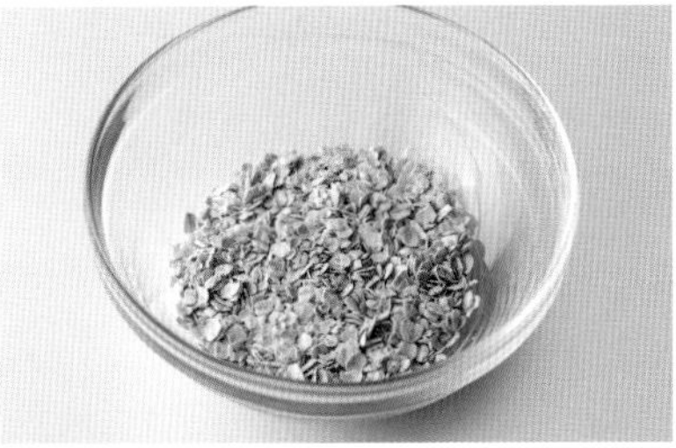

1 耐熱容器にオートミールを入れる。水を加えて、30秒ほどなじませる。

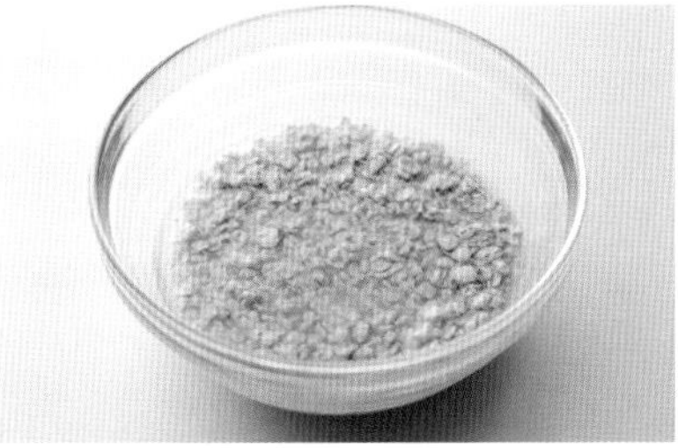

2 ラップなしで、電子レンジで1分30秒加熱する。

※耐熱容器は、深さのあるものにしてください。浅いものだと加熱したときにあふれる可能性があります。

オートミールの種類で変わる食感

種類によって、同じ水分量（50㎖）でも仕上がりに違いがあります。お好みの食感を見つけてください。

ロールドオーツを加熱したもの

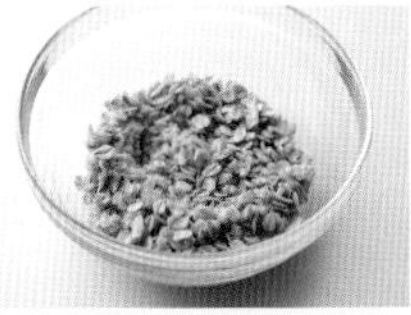

プチプチとした歯応えのある食感。水分量を少なくし、加熱時間も短くすると、炊いた玄米のようになります。おにぎり、炊きこみごはんなどに使うのがおすすめです。

クイックオーツを加熱したもの

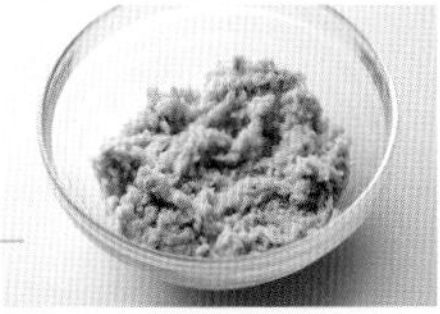

トロッとして、粘り気のある食感。リゾットや雑炊のほか、ひき肉に混ぜるなど小麦粉の代わりに使うのがおすすめです。

ソイミートオーツの作り方

オートミールに大豆ミートを加えて、
電子レンジで加熱すると、余分な水分を大豆ミートが
吸ってくれるので、仕上がりがパラパラになります。

＼サラダにおすすめ／

完成

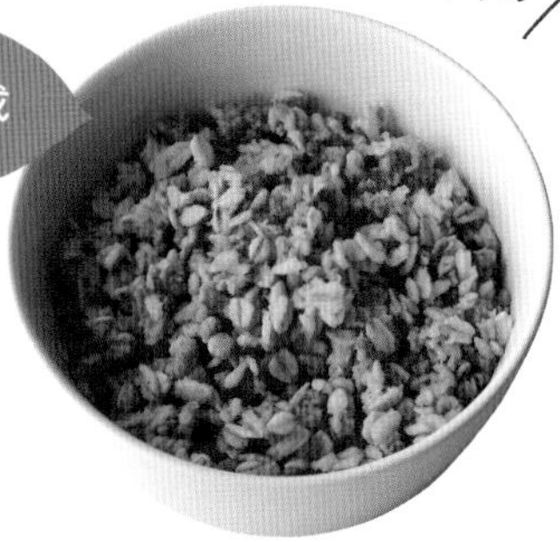

材料 **（1食分）** ※冷凍可能

オートミール（ロールドオーツ）… 30g
大豆ミート（乾燥ミンチタイプ）… 10g
水… 50mℓ

作り方

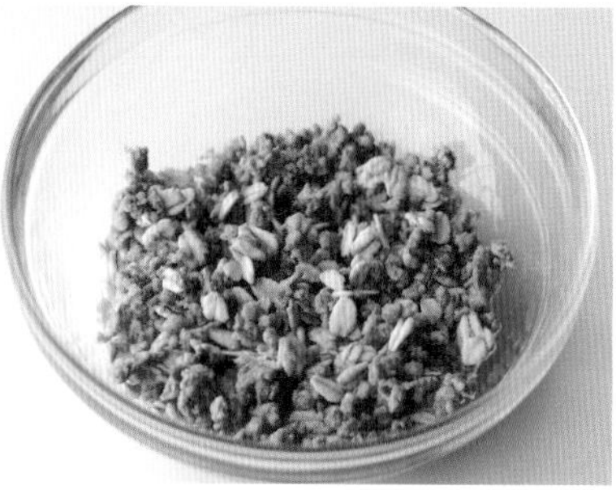

1 耐熱容器に材料をすべて入れ、30秒ほどなじませる。電子レンジで1分加熱する。

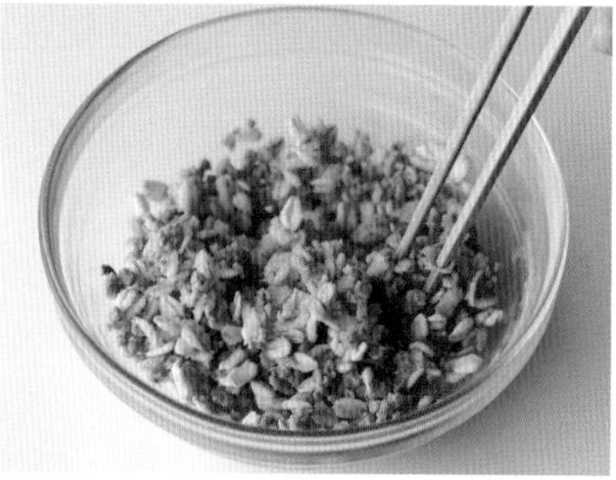

2 加熱後、箸などでほぐし、しっかり冷ます。

オートミールキューブの作り方

**ぎゅっと固めるので、もちもちとした噛み応えがあります。
スープに入れても、水分を吸い過ぎることがなく、
トロッとなりません。**

サラダ、スープジャーにおすすめ

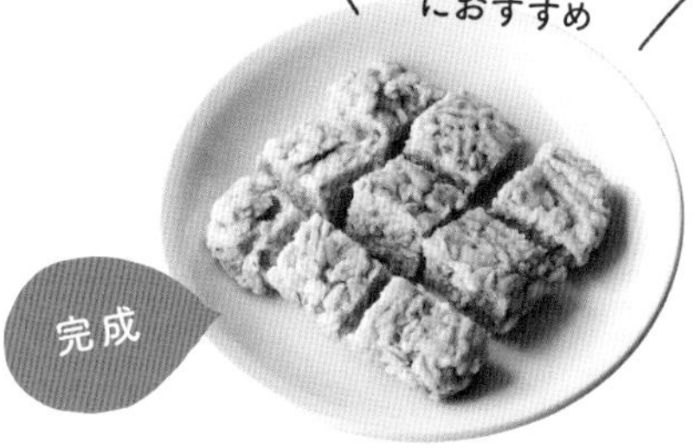

材料（1食分） ※冷凍可能

オートミール（ロールドオーツ）… 30g
水… 80mℓ

作り方

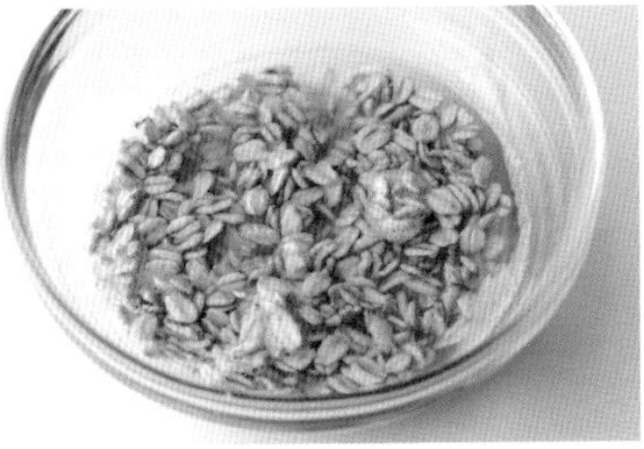

1 耐熱容器に材料をすべて入れ、30秒ほどなじませる。電子レンジで1分30秒加熱する。

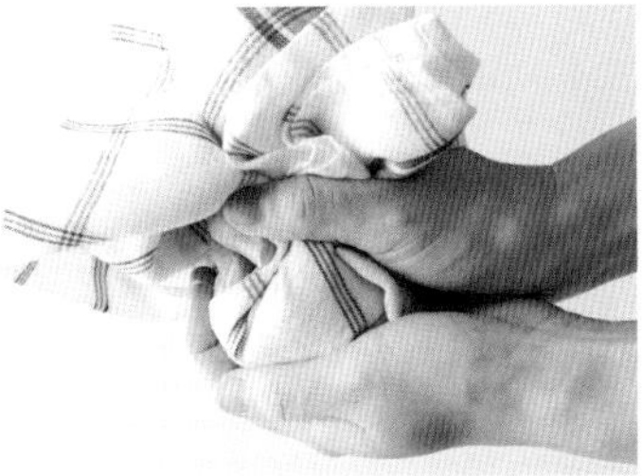

2 ラップで包み、熱いので布巾などを添えておにぎりのように、ぎゅっと握る。

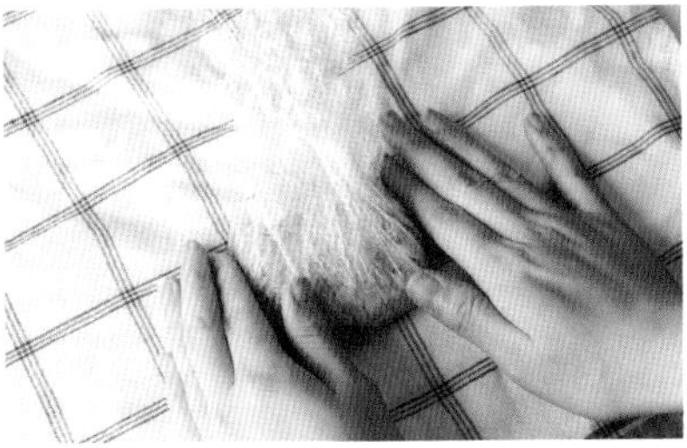

3 ラップに包んだまま、厚さ2cmになるように、平らにする。

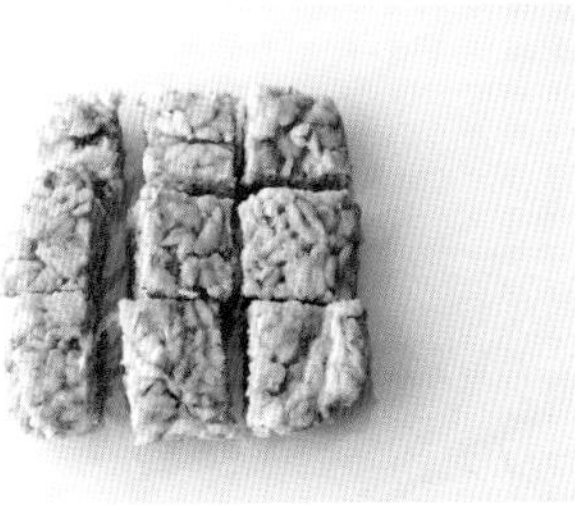

4 冷蔵庫で1時間以上冷やす。さいころ状になるように切る。

オートミールの食感比較

オートミールの形状の比較をしてみましょう。
オートミール、大豆ミートを加えたソイミートオーツ、さいころ状に固めたオートミールキューブは、それぞれに特徴があります。

オートミールをお弁当に持っていったときに、時間がたっているため、水分を吸って、粘り気が出てしまったり、塊になってしまったりすることがあります。それぞれの形状の特徴を知って、お好みのものを見つけてみてください。

乾燥のオートミールは、粒感のあるロールドオーツであっても時間がたつとスープの水分を吸って、形がなくなりトロッとした状態になります。また、入れていたスープの水分も少なくなるので、リゾットやお粥、雑炊などがお好みの方にはおすすめ。

ソイミートオーツ（P24）は、大豆ミートを加えて加熱しているので、余分な水分を大豆ミートが吸ってくれ、パラパラとした状態になります。塊になりにくく、粘り気が出にくいので、サラダに入れたり、白米の代わりにごはんとして持っていくことができます。パラパラとしているため、おにぎりにするのは難しいかもしれません。

オートミールキューブは、加熱してふやかしたあと、握って固めて冷やしてから切ったもの。スープに入れて時間がたっても、崩れにくいです。外側がつるんとし、なかはもちもちとした食感になります。固めているため、食べ応えもあります。スープの具として食べたいとき、ボリュームのあるサラダにしたいときにおすすめです。

レシピでは、それぞれおすすめのオートミールを使っていますが、どのレシピもどの形状でもおいしく食べることができます。ぜひ、お好みの食感、形状を見つけてみてください。

※スープジャーで5時間保温調理後の比較

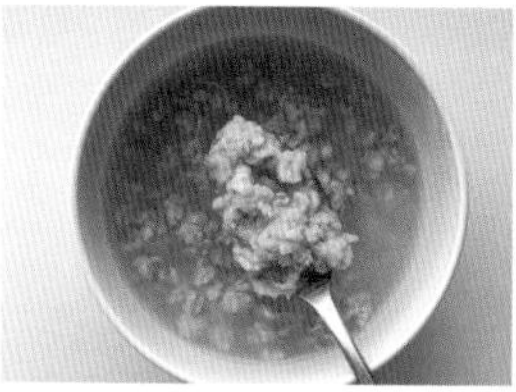
乾燥
ロールドオーツ

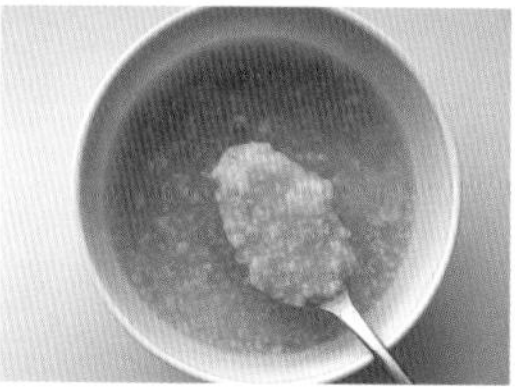
乾燥
クイックオーツ

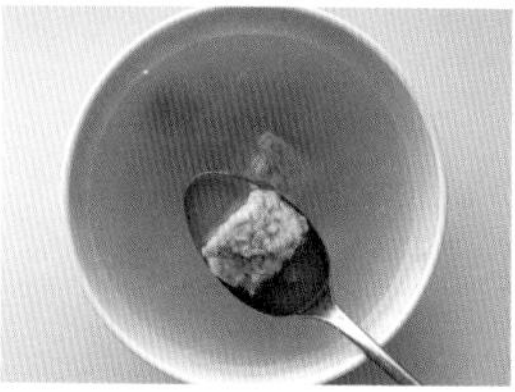
オートミール
キューブ

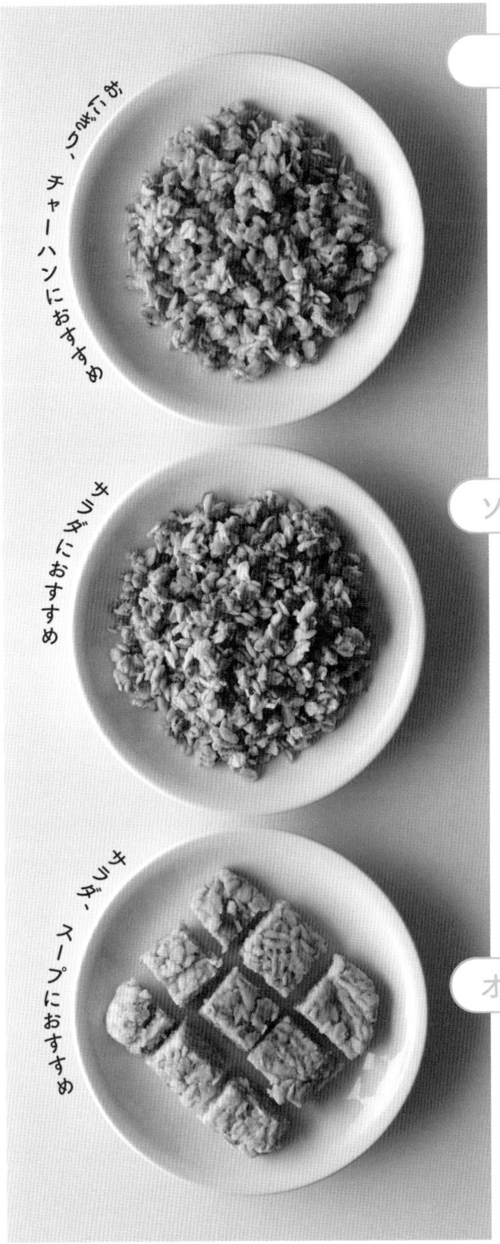
おにぎり、チャーハンにおすすめ
サラダにおすすめ
サラダ、スープにおすすめ

オートミール

ロールドオーツ、クイックオーツがあります（写真はロールドオーツ）。ロールドオーツは、水でふやかして加熱し、ごはんのようにするのがおすすめ。クイックオーツは水分をよく吸うので、スープに入れると時間がたつにつれてトロッとした状態になります。ロールドオーツも4〜5時間おくと粒感はなくなってきます。

ソイミートオーツ

たんぱく質である大豆ミートが加わっているので、脂質を抑えながらたんぱく質や食物繊維を摂ることができます。余分な水分を大豆ミートが吸ってくれるので、パラパラとした仕上がりに。時間がたってもパラパラとしているので、白米の代わりに持っていっても塊になりにくいです。食べ応えのあるサラダにしたいときにも。

オートミールキューブ

水分を入れて加熱し、ふやかしてから握りしっかりと冷やすため、もちもちとした食感になります。スープに入れて時間がたっても崩れにくいです。食べ応えがあるので満腹感があります。

オートミールに加えたい おすすめ食材

**オートミールレシピに合わせたい食材を紹介。
保存が効くものは、常備しておくと便利です。**

オートミールを主食として、そこにたんぱく質の主菜（肉、魚、卵など）、食物繊維が摂れる副菜（野菜、きのこ、豆、海藻など）を合わせることで、バランスのいい一品になります。おかずを何品も作らなくても、一品で完結します。

大豆ミート、サラダキチン（蒸し鶏）、ツナ水煮缶は、カロリーも低めでダイエットのときなどにおすすめです。くせのない味なので、スープ、サラダなど、なんにでも合う万能食材。

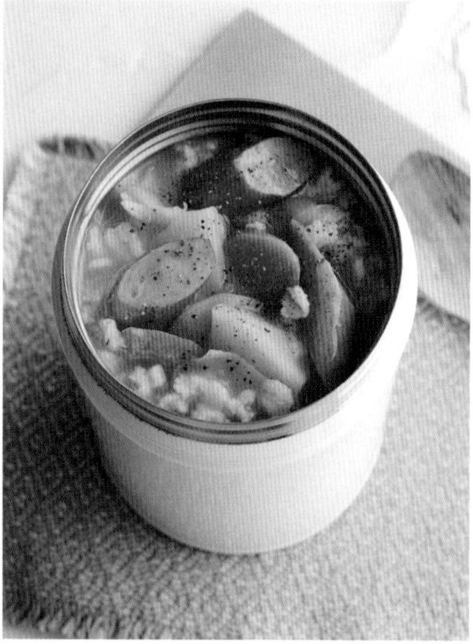

乾物、海藻には食物繊維が豊富に含まれています。乾物は、切り干し大根や干ししいたけなどがあると便利。干すことでうま味がぎゅっと凝縮しています。海藻には食物繊維のほかにミネラルも豊富。生と乾燥があります。乾物や乾燥海藻は、保存期間も長いので常備しておきましょう。

アーモンドミルクは、植物性のミルク。抗酸化作用のあるビタミンEが豊富。豆乳よりもくせがなく飲みやすいです。

キムチなどの発酵食品は、腸活に効果的。発酵食品は、そのほかにみそ、チーズ、納豆などもあります。どれも味の決め手となるので、調味料を控えめにし、塩分を抑えることもできます。

米粉は、昔からお団子や和菓子などに使われてきました。最近は、小麦粉アレルギーの方のために米粉パンなどの商品も増えています。小麦粉の代わりに使ったり、オートミールと混ぜて衣にしたりできます。

どの食材も食物繊維が豊富だったり、保存が効いたりするので常備しておくと、ちょっと追加したいときに便利です。

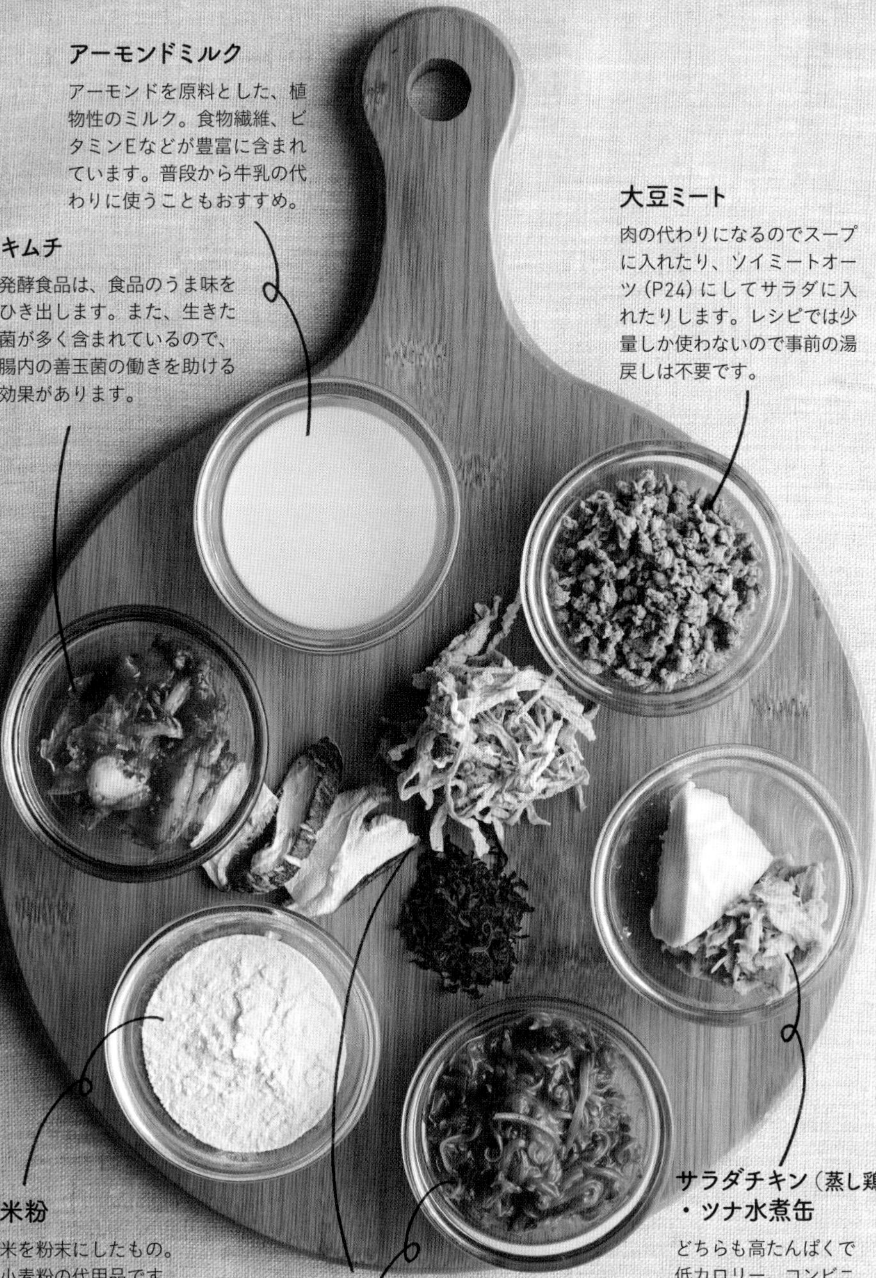

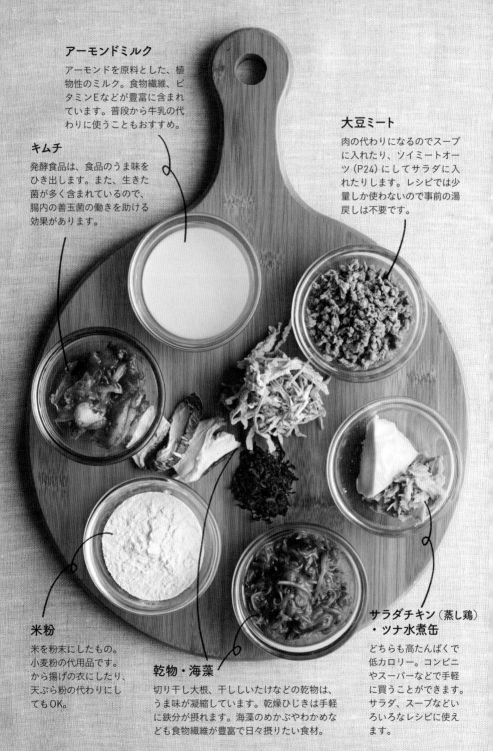

アーモンドミルク

アーモンドを原料とした、植物性のミルク。食物繊維、ビタミンEなどが豊富に含まれています。普段から牛乳の代わりに使うこともおすすめ。

キムチ

発酵食品は、食品のうま味をひき出します。また、生きた菌が多く含まれているので、腸内の善玉菌の働きを助ける効果があります。

大豆ミート

肉の代わりになるのでスープに入れたり、ソイミートオーツ（P24）にしてサラダに入れたりします。レシピでは少量しか使わないので事前の湯戻しは不要です。

米粉

米を粉末にしたもの。小麦粉の代用品です。から揚げの衣にしたり、天ぷら粉の代わりにしてもOK。

乾物・海藻

切り干し大根、干ししいたけなどの乾物は、うま味が凝縮しています。乾燥ひじきは手軽に鉄分が摂れます。海藻のめかぶやわかめなども食物繊維が豊富で日々摂りたい食材。

サラダチキン（蒸し鶏）・ツナ水煮缶

どちらも高たんぱくで低カロリー。コンビニやスーパーなどで手軽に買うことができます。サラダ、スープなどいろいろなレシピに使えます。

おなつさんが
リピートする食材

オートミール生活を通して、食べるものは、体にいいこと、自然由来であることなどを気にして選ぶようになったおなつさん。おいしくて、栄養価の高い食材はリピートしているとのこと。そんなリピート食材を紹介します。

あかもく

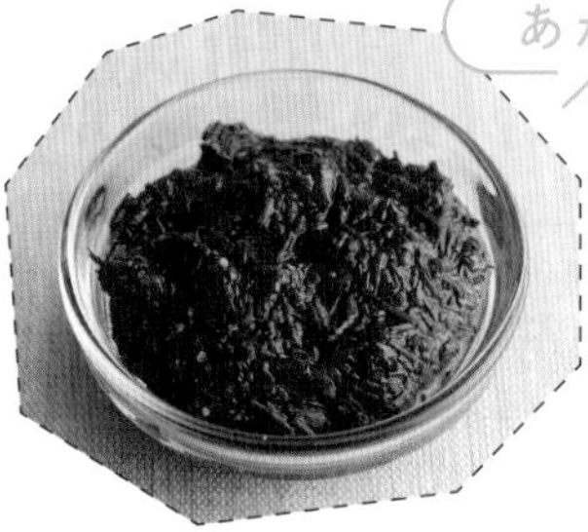

ギバサ、海納豆と呼ばれる粘りのある海藻。スーパーでも見かけるようになりました。海藻特有のにおいがなく、さっぱりとしています。納豆、とろろなどのねばねば食材と合わせるのもおすすめ。本書のレシピでめかぶの代わりにあかもくを使っても。食物繊維もたっぷりです。

オーツミルク

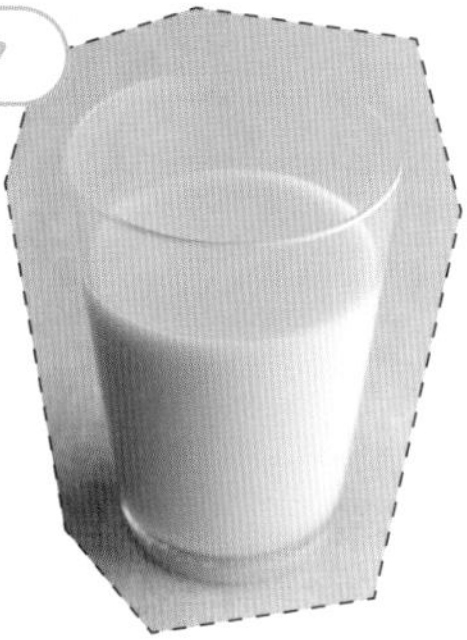

オーツ麦と水で作る植物性ミルク。第三のミルクとも呼ばれています。オーツ麦の自然な甘みがあり、牛乳に比べてあっさりとした味わいです。コーヒーと割ってカフェオレにするなど、牛乳の代わりに使うのもおすすめ。食物繊維も含まれています。いくつか種類が出ているので、味比べをしてみてもいいでしょう。

こめ油

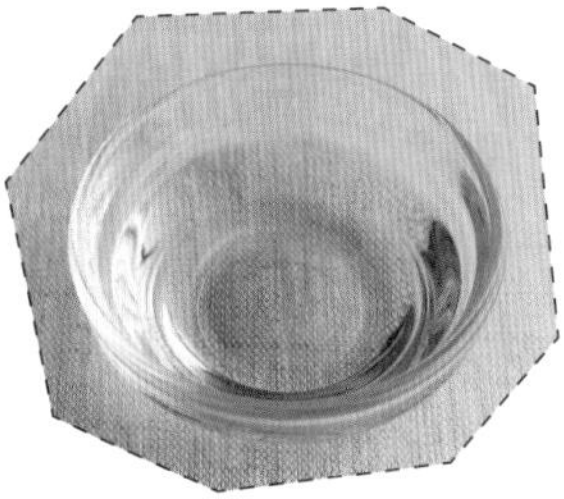

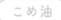

米100％を原料とした植物油。米ぬかから作られます。炒め物、揚げ物、ドレッシングなどに使うことができます。加熱による酸化が起こりにくいのが特徴。また血液中のコレステロール値を下げる効果もあります。

アガベシロップ

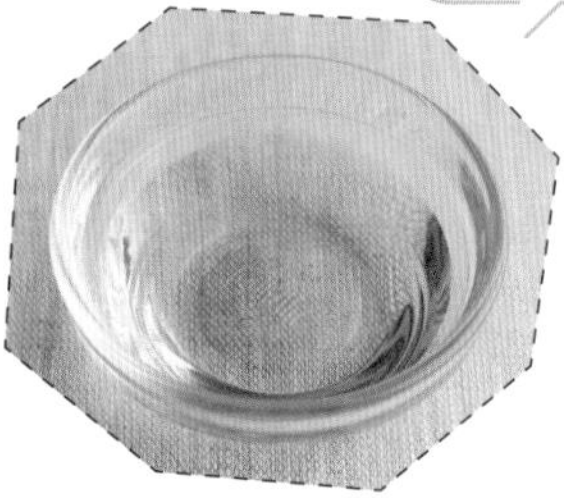

メキシコを中心に広がるアガベという植物からとれるシロップ。ゆるやかに血糖値を上げる低GI食品。すっきりとした甘みで、飲み物やスイーツにはもちろん、みりんや砂糖の代わりに料理に使ったりもできます。

PART

1

スープジャー

保温と保冷の効くスープジャーと
オートミールの相性は、ばっちり。
スープジャーの保温調理で、ランチタイムには、
オートミールも食べごろになっています。
肉や野菜も入ったバランスのいい一品。

スープジャーの基本

温かいスープ、冷たいサラダなどを時間がたっても
温かいまま、冷たいまま食べられる
スープジャー。携帯できる魔法瓶です。

熱いものも冷たいものも、持ち運べるのがスープジャーのいいところ。保温と保冷ができるのは、魔法瓶と同じ構造だからです。また、予熱をしっかりとして、熱々のスープを注げば保温しながら具材に熱を通す保温調理が可能。専用ポーチやタオルで包むと、さらに保温力がアップします。

また、食べやすいように口が広いのも特徴。スプーンですくいやすい広さであり、洗うときにもしっかりと手が入ります。飲み口がやさしいものや、プラスチック製のものなどもあるので、直接口をつけて飲むことも考えて、お好みのものを選びましょう。しっかりとフタが閉められるタイプだと、汁がもれることもなく、なかの温度をキープすることができます。メーカーにもよりますが、細かくフタのパーツが分かれていて洗いやすいものもあるので、衛生面も安心です。

容量は、280mℓ、300mℓ、400mℓ、500mℓなど、さまざま。本書では、オートミールを入れ、さらに食材を入れるため、容量がたっぷりの500mℓを使用しています。

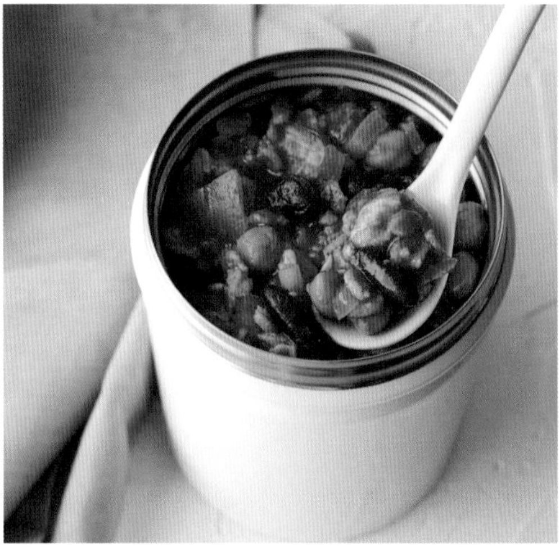

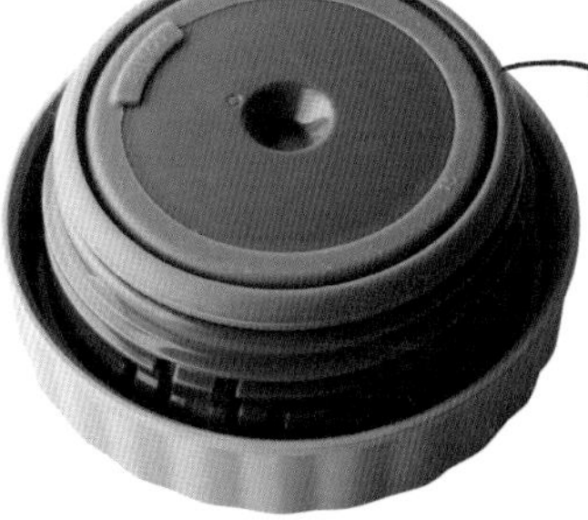

フタ

内フタと外フタの二重構造になっているものや、ゴムパッキンが使われているものなどがあり密閉性があります。しっかりと閉まるので、汁もれを防ぎ、長時間の保温や保冷ができます。

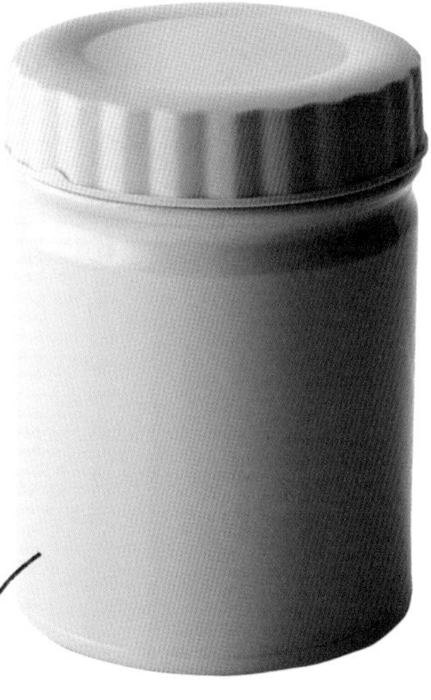

飲み口

ステンレスで口当たりがいいもの、プラスチック製の飲み口が付いているものなどがあります。直接口をつけて飲むことができます。

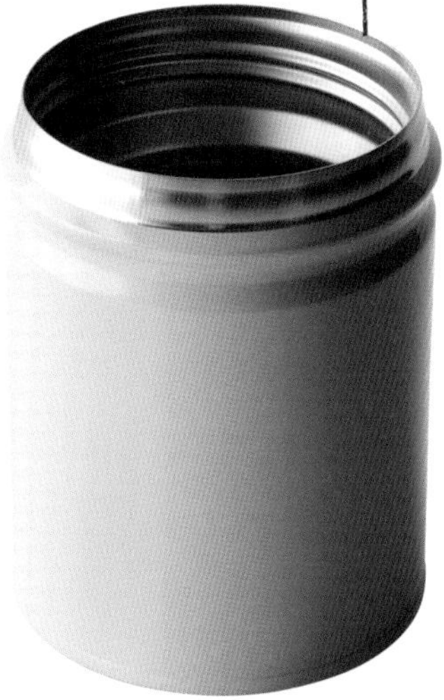

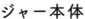

ジャー本体

魔法瓶と同じ構造で、長時間の保温と保冷が可能。保温効果があるので、予熱をしてからの保温調理も可能。じんわりと熱が通ります。

※スープジャーの使い方、注意事項は、メーカーによって異なりますので、使用するジャーの説明書でご確認ください。

スープジャーの使い方

使い方は、とっても簡単。手順を守れば、
長時間の保温と保冷ができます。

1 予熱・予冷をする

あらかじめ熱湯（または氷水）を注いで、予熱（または予冷）をしておきます。
ひと手間ですが、これをすることで、より温度をキープすることが可能。

2 スープなどを熱い・冷たいうちに注ぐ

予熱（予冷）していた湯（氷水）を捨てて、熱い（冷たい）スープなどを注ぎ入れて、フタをしっかりと閉めます。

食べるときには、全体をかき混ぜてください。
しっかりかき混ぜると、調味料がまんべんなくいきわたります。

気を付けたいポイント

5時間が食べごろ

作ってから5時間以内に食べるようにしましょう。それ以上の時間がたつと冷めてきたり、腐ったりする恐れがあります。

肉・魚・卵はしっかりと熱を通す

肉、魚、卵などは鍋で調理してしっかりと火を通しましょう。また、牛乳などの乳製品は、必ずひと煮たちさせてからジャーに入れるようにしてください。

容量は守る

ジャーによって規定の量があります。超えると、フタを閉めるときにもれたり、閉まらなかったりします。また極端に少ないと温度を保つことが難しくなります。容量は守りましょう。

電子レンジはNG

電子レンジにかけることはできません。メーカーにもよりますが、食器洗浄機もNGな場合があります。説明書で確認してください。

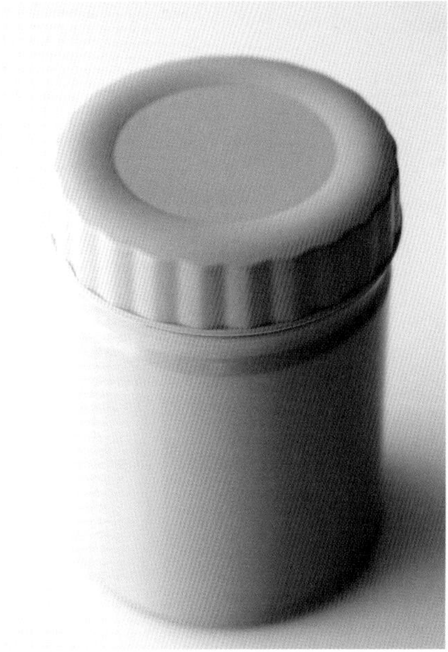

保温調理

しっかりと予熱をし、そこに熱々のスープを注ぐと、さらに食材に熱を通すことができます（生ものに火を通すほどの熱力はありません）。ジャーのなかで、ゆっくりと熱を通していくので、食材にうま味が染みこみます。

食材を入れて予熱する→予熱の湯だけを捨て、味付けをする→再び熱湯を注ぐという手順でOK。保温で調理するために、火の通りやすい食材を選びます。

※保冷の場合は、氷水を入れて予冷をし、氷水を捨てて、具材と調味料を入れます。フタを開けた状態で冷蔵庫に入れておくと、さらに予冷効果が高まります。

鍋で作る

食材を鍋でさっと加熱してから、予熱しておいたジャーに注ぐだけ。鍋で加熱するので、肉、魚、卵などが生煮えになることもありません。保温調理効果があるので、長時間煮こまなくても、食べるころには、味が染みこんでいます。

予熱する→鍋で食材を加熱する→予熱の湯を捨てる→食材を注ぐ。この4ステップでOK。ジャーに入れるときには、やけどに注意。大きめのスプーンなどで入れるようにしましょう。

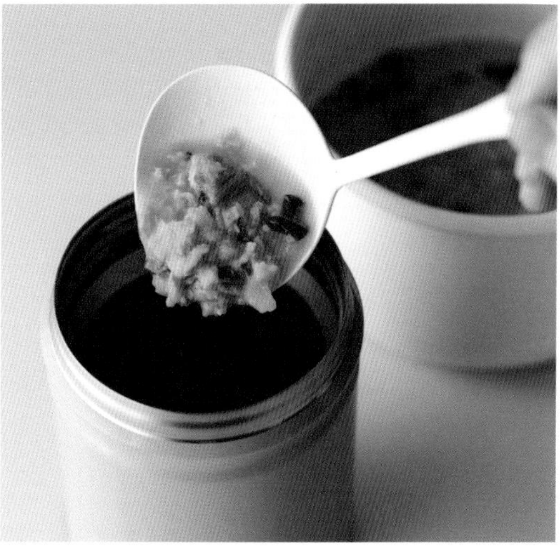

和風

梅とめかぶと豚肉

海藻と梅干しでさっぱりとした味

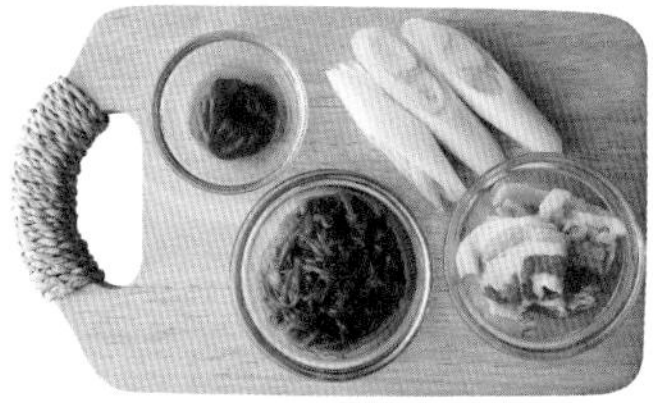

材料 （1人分）

A
- 豚こま肉（食べやすい大きさに切る）… 50g
- 長ねぎ（斜め切り）… 40g
- 海藻（めかぶ）… 40g
- 梅干し（種をとる）… 1個
- 和風だしの素（顆粒）… 小さじ½
- 水 … 300mℓ

B
- オートミール（ロールドオーツ）… 30g
- 大豆ミート（乾燥ミンチタイプ）… 10g

作り方

1 スープジャーに熱湯（分量外）を入れ、フタをせずに5分以上保温する。

2 鍋にAを入れて沸騰させる。

3 スープジャーの湯を捨て、Bと2を熱いうちに入れる。

めかぶの代わりに、
栄養価の高いあかもく（P30）
もおすすめ。粘り気があり、
海納豆とも呼ばれます。

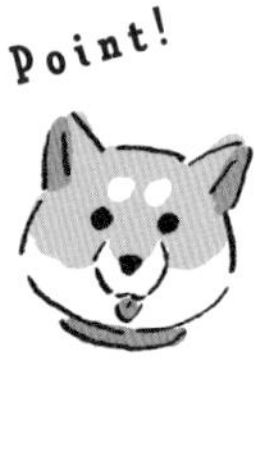

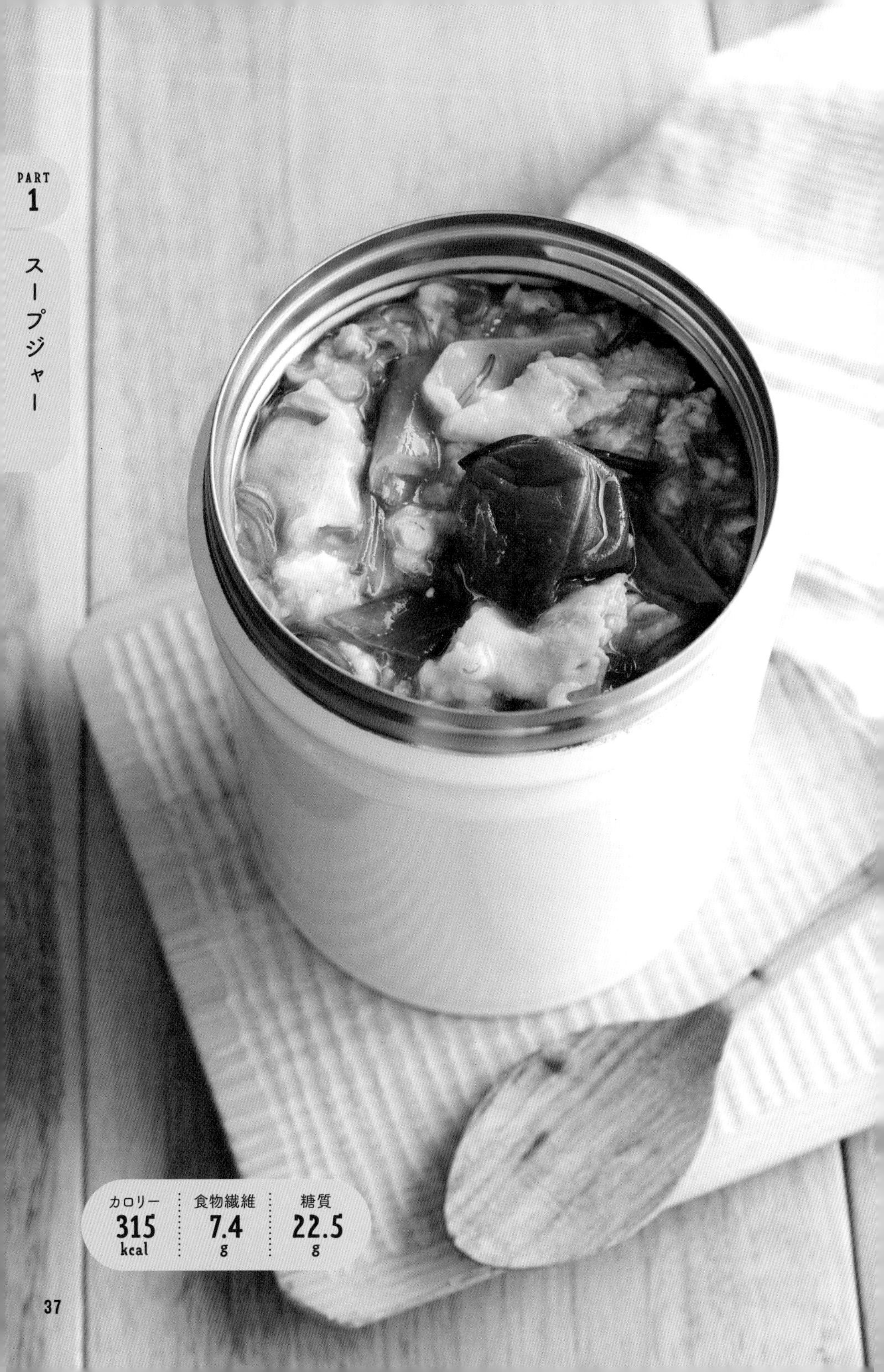

カロリー 315 kcal
食物繊維 7.4 g
糖質 22.5 g

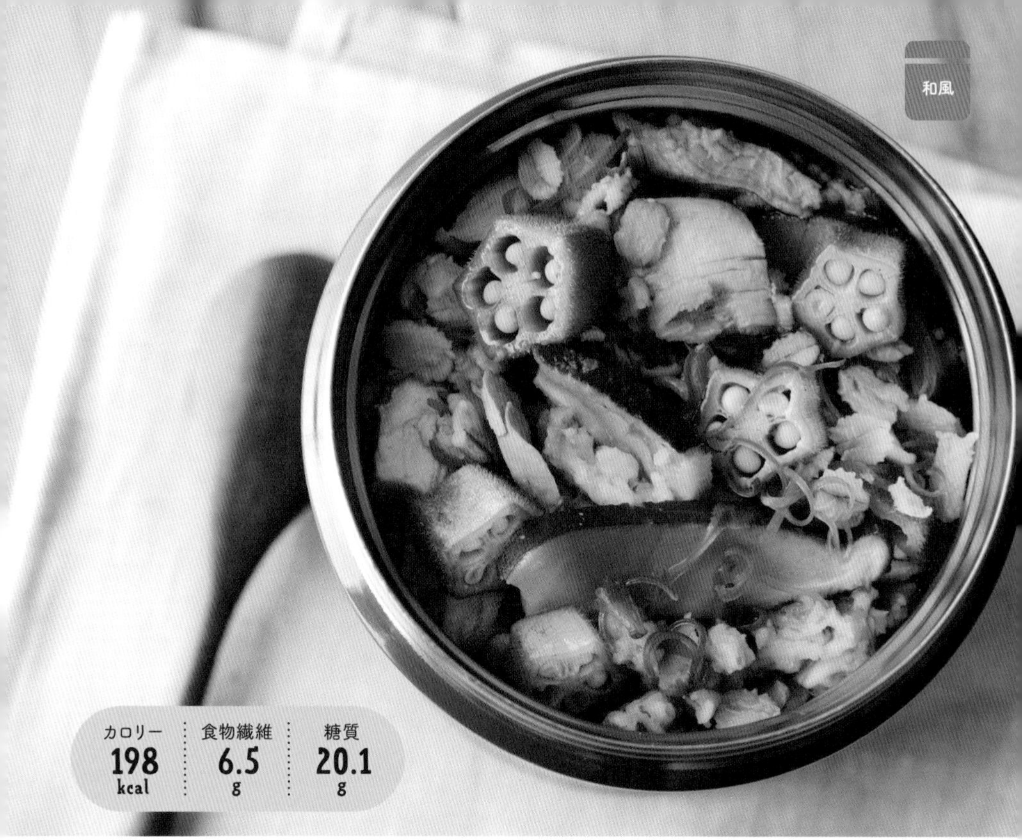

カロリー	食物繊維	糖質
198 kcal	6.5 g	20.1 g

めかぶとオクラと鶏肉

オクラのねばねばは、胃腸に効く

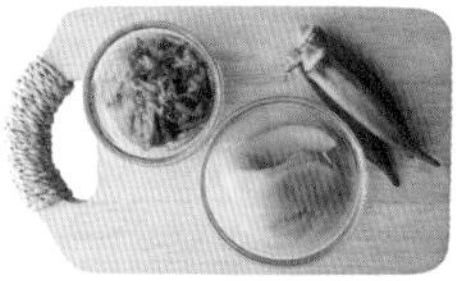

材料 (1人分)

鶏ささみ肉（筋をとる）… 50g
酒…小さじ1

A
- オートミール（ロールドオーツ）… 30g
- めかぶ… 40g
- オクラ（ヘタをとり、輪切り）… 4本分
- 干ししいたけ（薄切りのもの）… 2g
- しょうゆ…小さじ1
- 和風だしの素（顆粒）…小さじ⅓

熱湯… 200〜250mℓ

作り方

1 スープジャーに熱湯（分量外）を入れ、フタをせずに5分以上保温する。

2 耐熱容器に鶏肉を入れて酒をふり、フォークなどで全体を刺し、ふんわりラップをする。電子レンジで1分加熱する。粗熱がとれてから手でさく。

3 スープジャーの湯を捨て、**2**と**A**を入れて熱湯を注ぐ。

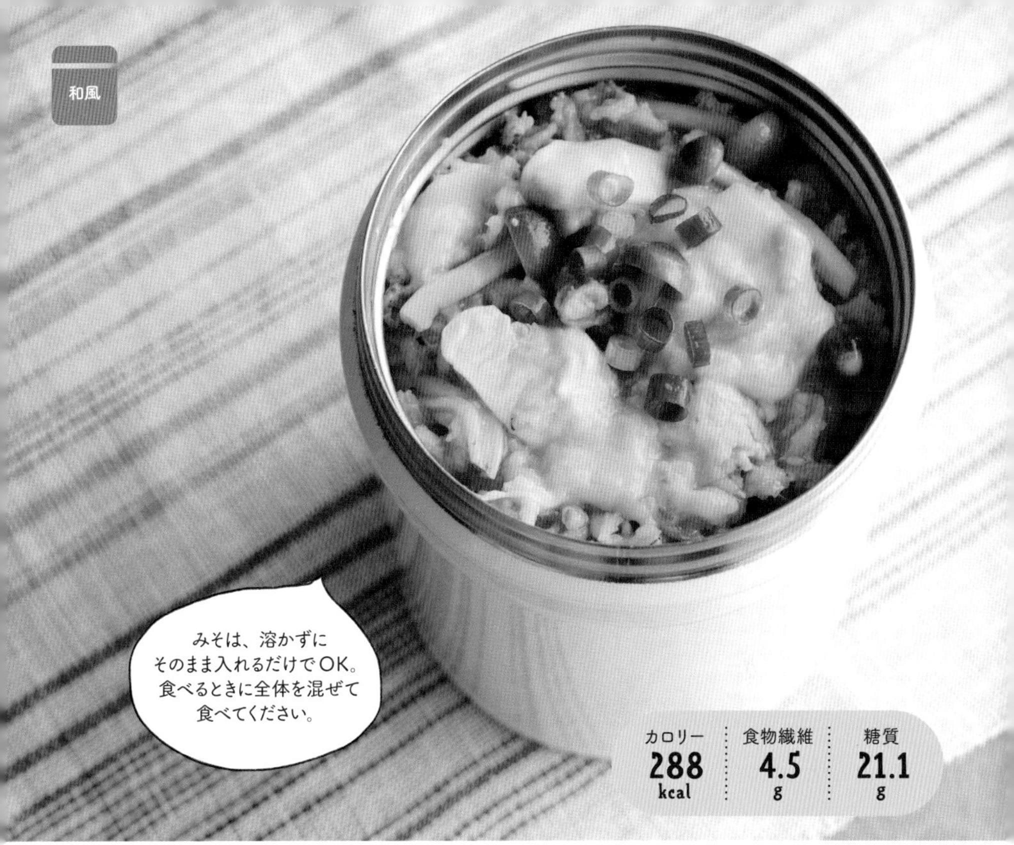
和風
みそは、溶かずに
そのまま入れるだけでOK。
食べるときに全体を混ぜて
食べてください。
カロリー 288 kcal
食物繊維 4.5 g
糖質 21.1 g

鶏肉としめじとみそとチーズ

発酵食品のみそとチーズで腸にも効果的

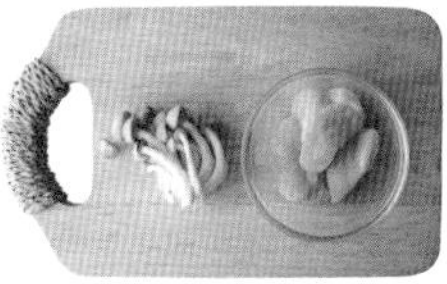

材料（1人分）

A
- 鶏むね肉（小さめの一口大に切る）… 70g
- しめじ（石づきをとり、ほぐす）… 20g
- 小ねぎ（小口切り）… 15g
- 水… 250mℓ

B
- オートミール（ロールドオーツ）… 30g
- みそ…小さじ1
- ピザ用チーズ… 20g
- 切り干し大根（ハサミで3cm長さに切る）… 2g

作り方

1 スープジャーに熱湯（分量外）を入れ、フタをせずに5分以上保温する。

2 鍋にAを入れて沸騰させる。

3 スープジャーの湯を捨て、**2**を熱いうちに入れる。

4 Bを加える。

和風

卵と小松菜とにんじん

ふわっとした卵がやさしい味

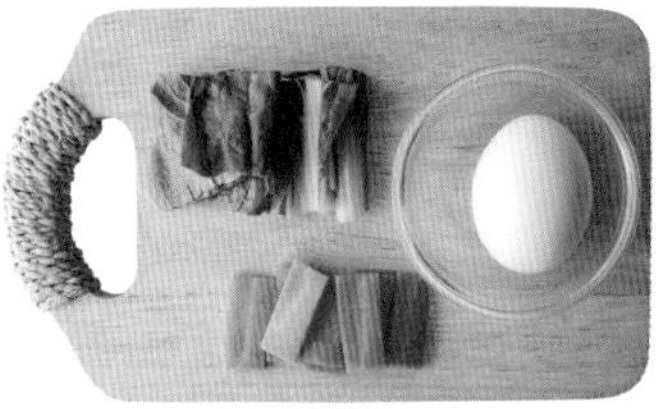

材料（1人分）

オートミールキューブ（P25参照）… 1食分

A
- 小松菜（3cm長さに切る）… 20g
- にんじん（3cm長さのひょうし木切り）… 35g
- にんにくチューブ … 小さじ½
- 和風だしの素（顆粒）… 小さじ1
- 水 … 250mℓ

卵 … 1個

作り方

1. スープジャーに熱湯（分量外）を入れ、フタをせずに5分以上保温する。
2. オートミールキューブを冷蔵庫から取り出して、電子レンジで30秒加熱する。
3. 鍋に**A**を入れて煮る。沸騰したら溶き卵を入れて卵に火を通す。
4. スープジャーの湯を捨て、**2**と**3**を熱いうちに入れる。

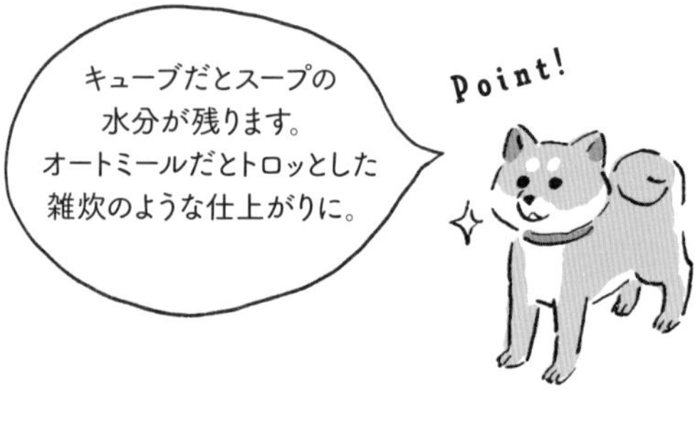

Point!
キューブだとスープの
水分が残ります。
オートミールだとトロッとした
雑炊のような仕上がりに。

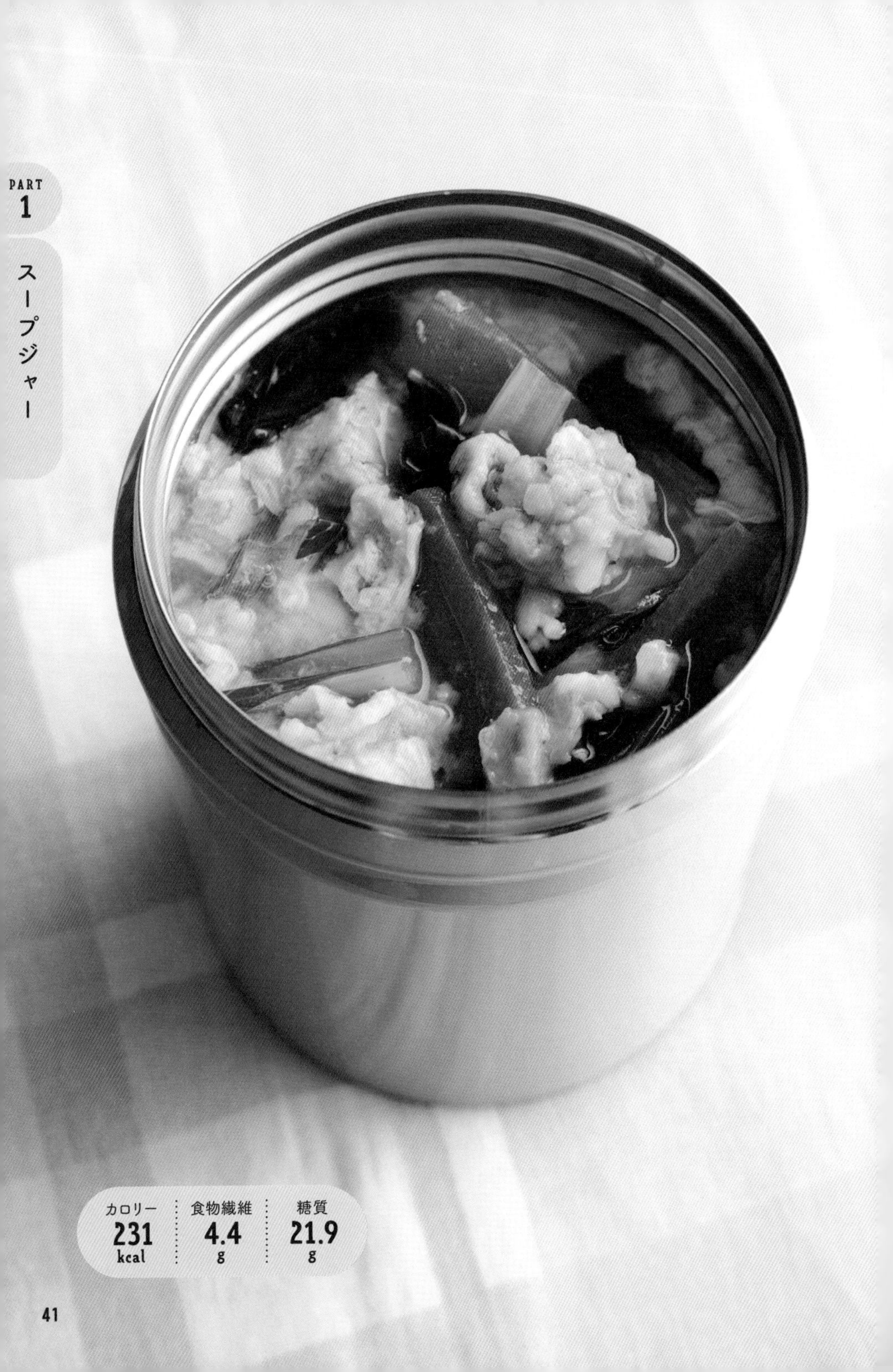

カロリー	食物繊維	糖質
231 kcal	4.4 g	21.9 g

しめじと鮭フレークと塩麴

鍋を使わずに、ジャーに入れるだけ

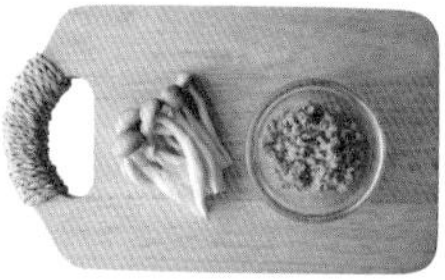

材料（1人分）

しめじ（石づきをとり、ほぐす）…20g

A
- オートミール（ロールドオーツ）…30g
- 鮭フレーク…15g
- 干ししいたけ（薄切りのもの）…3g
- 塩麴…小さじ1
- ごま油…小さじ½
- 小ねぎ（小口切り）…適量
- 大豆ミート（乾燥ミンチタイプ）…10g

熱湯…200～250mℓ

カロリー	食物繊維	糖質
223 kcal	6.4 g	22.5 g

作り方

1 スープジャーにしめじと熱湯（分量外）を入れ、フタをせずに5分以上保温する。

2 スープジャーの湯を捨て、Aを加えて熱湯を注ぐ。

塩麴は、発酵食品で腸活におすすめ。塩の代わりに使ってみましょう。

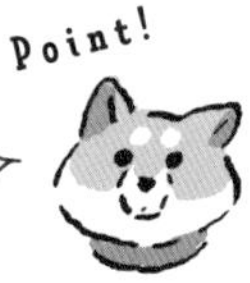

なすとオクラと大葉

大葉と梅干しでさっぱりとした味わい

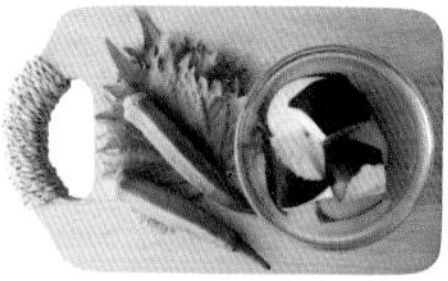

材料（1人分）

なす（一口大に切る）…1本

A
- オートミール（ロールドオーツ）…30g
- 大豆ミート（乾燥ミンチタイプ）…10g
- オクラ（1cm長さに切る）…2本
- 大葉（せん切り）…2枚
- 梅干し（種をとる）…1個
- しょうゆ…小さじ½
- しょうがチューブ…小さじ½
- 削り節…ひとつまみ

熱湯…200～250mℓ

作り方

1 スープジャーに熱湯（分量外）を入れ、フタをせずに5分以上保温する。

2 なすは水にさらしてアク抜きし、耐熱容器に入れる。ふんわりラップをして電子レンジで2分加熱する。

3 スープジャーの湯を捨て、**2**とAを入れて熱湯を注ぐ。

カロリー	食物繊維	糖質
192 kcal	7.8 g	22.4 g

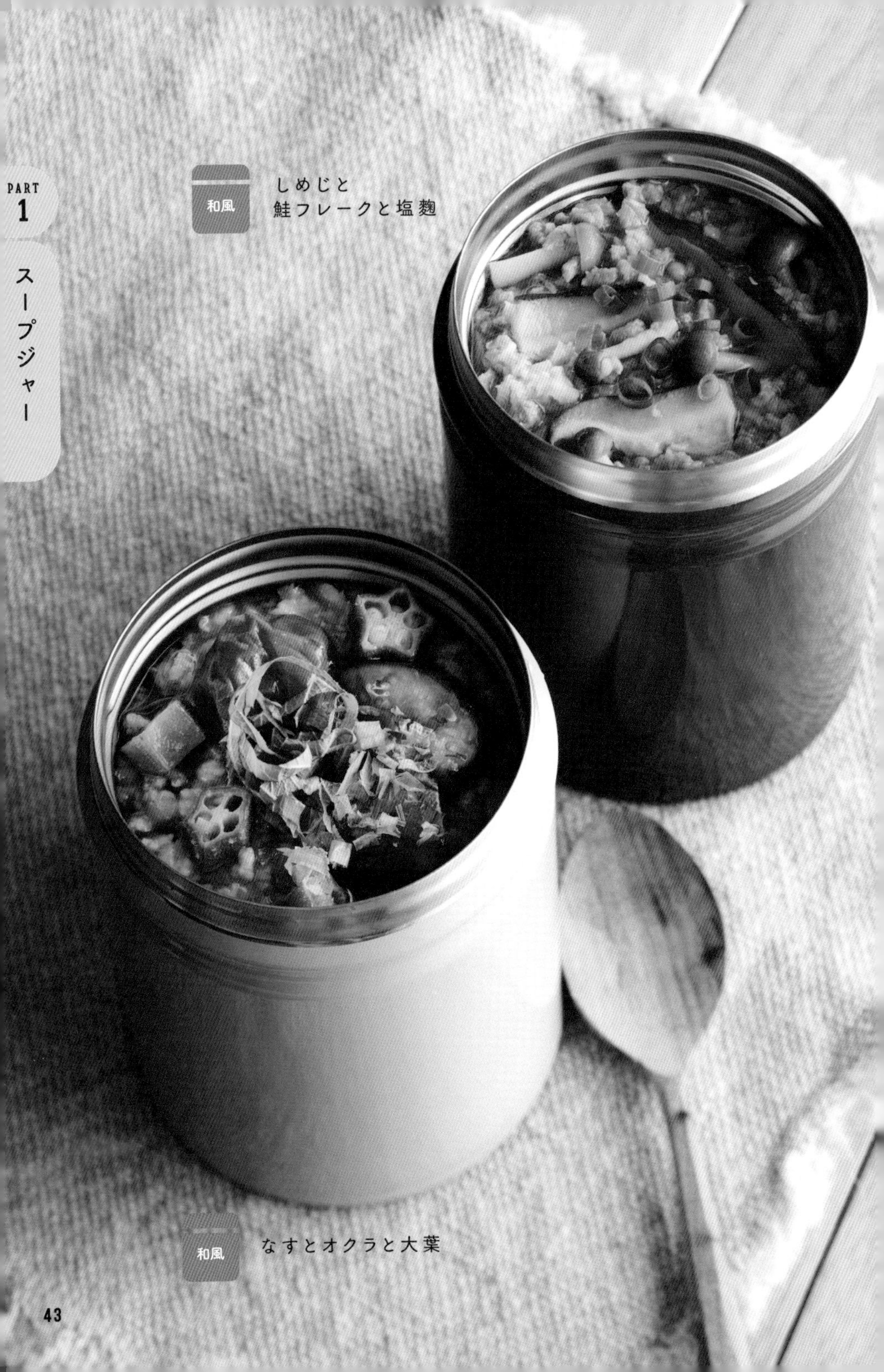

和風

しめじと
鮭フレークと塩麹

和風

なすとオクラと大葉

和風

野菜たっぷりちゃんぽん

たっぷり具材でお腹も満足

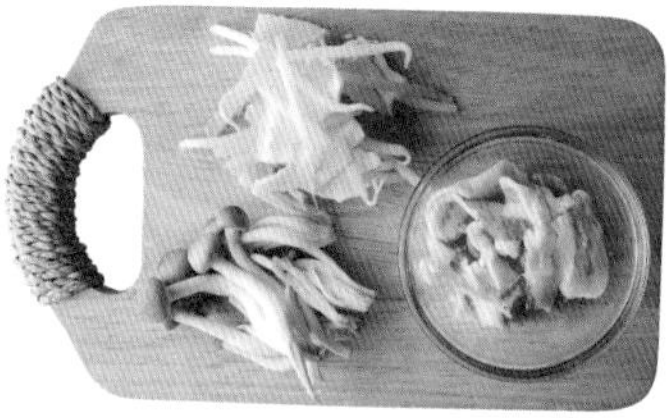

材料 (1人分)

オートミールキューブ(P25参照)… 1食分

A
- 豚こま肉… 30g
- もやしミックス(もやし・キャベツ・にんじんなど)… 50g
- しめじ(石づきをとり、ほぐす)… 20g
- コーン缶… 20g
- 乾燥きくらげ(半分に切る)… 2g
- アーモンドミルク(無糖)… 200mℓ
- 水… 50mℓ
- 鶏がらスープの素(顆粒)…小さじ1
- オイスターソース…小さじ½
- にんにくチューブ…小さじ½
- オリーブオイル…小さじ1

作り方

1 スープジャーに熱湯(分量外)を入れ、フタをせずに5分以上保温する。

2 オートミールキューブを冷蔵庫から取り出して、電子レンジで30秒加熱する。

3 鍋にAを入れて沸騰させる。

4 スープジャーの湯を捨て、**2**と**3**を熱いうちに入れる。

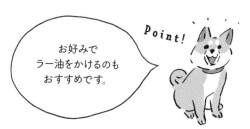

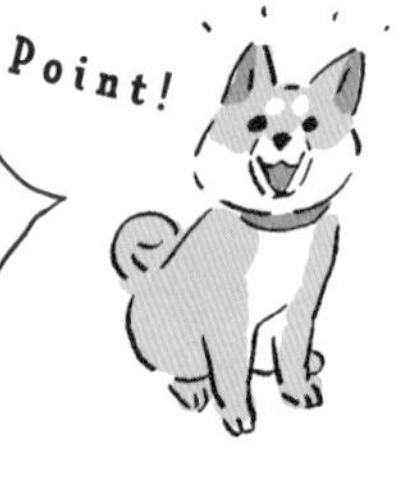

お好みで
ラー油をかけるのも
おすすめです。

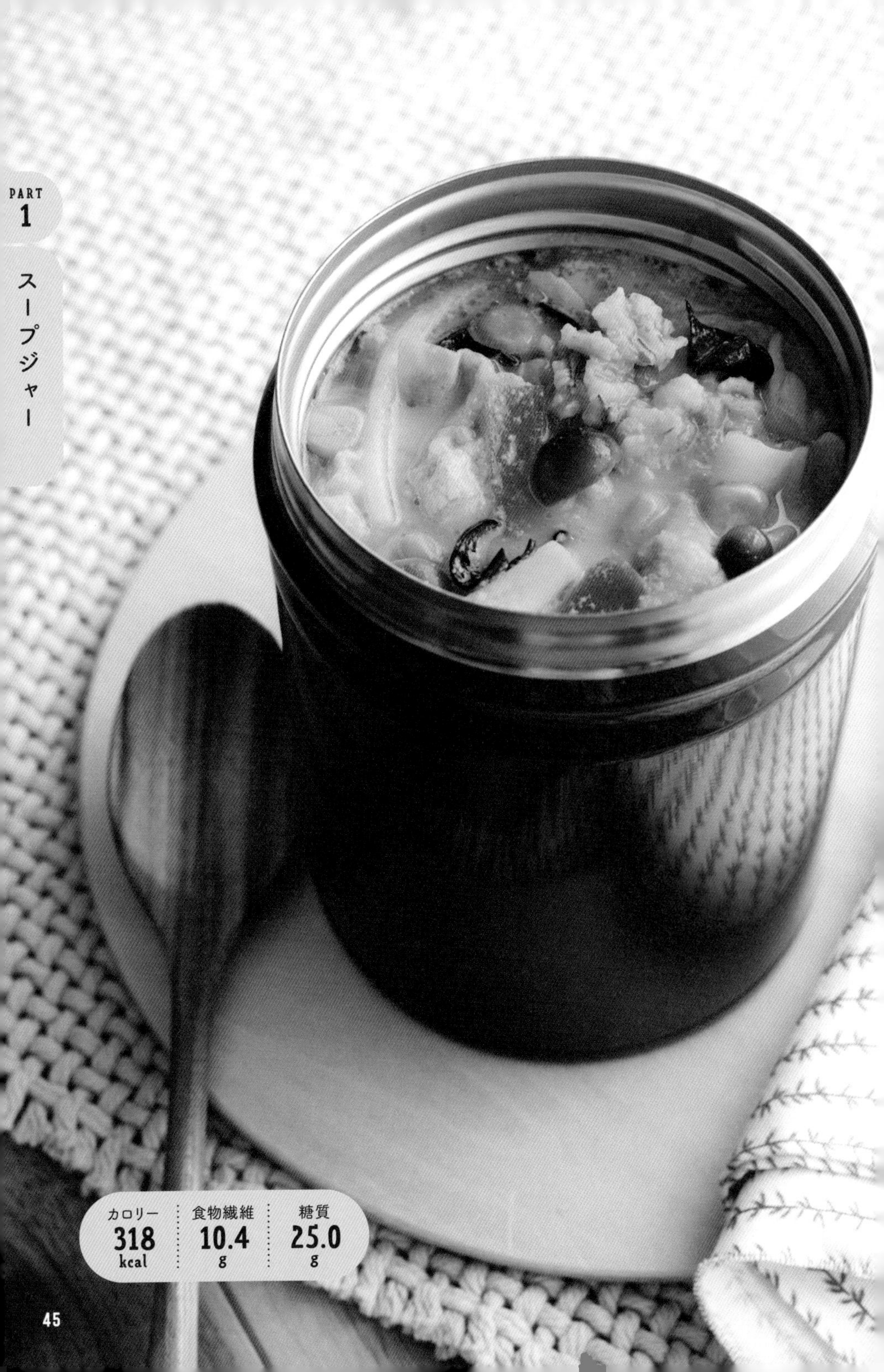

カロリー	食物繊維	糖質
318 kcal	10.4 g	25.0 g

洋風

ポトフ

根菜がごろごろと食べ応えがある

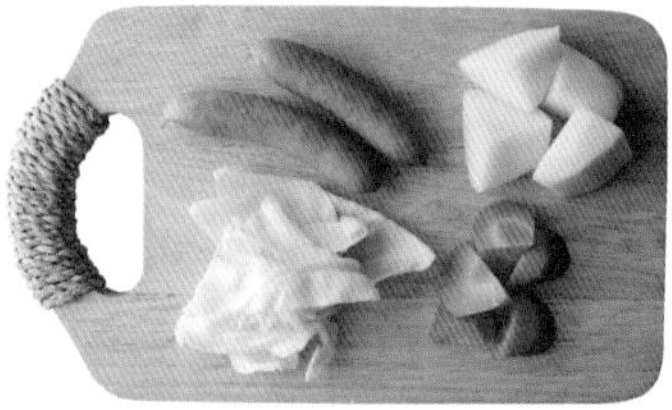

材料（1人分）

A
- じゃがいも（小さめの一口大に切る）… 70g
- にんじん（小さめの一口大に切る）… 40g
- キャベツ（一口大にちぎる）… 15g
- 水…大さじ1

B
- **オートミールキューブ（P25参照）… 1食分**
- ウインナーソーセージ（斜めに3等分）… 2本（40g）
- コンソメスープの素（顆粒）…小さじ1/2
- 塩…少々
- こしょう…少々

熱湯… 200〜250mℓ

作り方

1 スープジャーに熱湯（分量外）を入れ、フタをせずに5分以上保温する。

2 オートミールキューブを冷蔵庫から取り出して、電子レンジで30秒加熱する。

3 耐熱ボウルに**A**を入れ、ふんわりラップをしてレンジで5分加熱する。

4 スープジャーの湯を捨て、**3**と**B**を入れて熱湯を注ぐ。

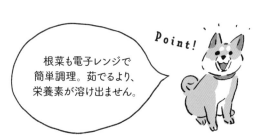

根菜も電子レンジで
簡単調理。茹でるより、
栄養素が溶け出ません。

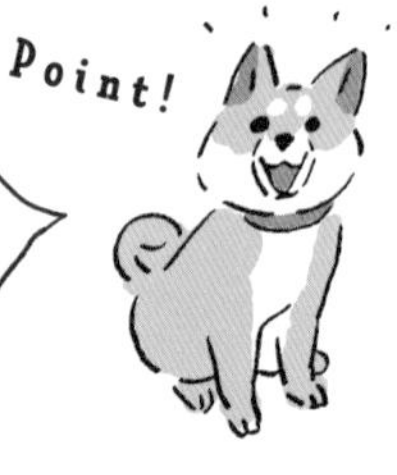

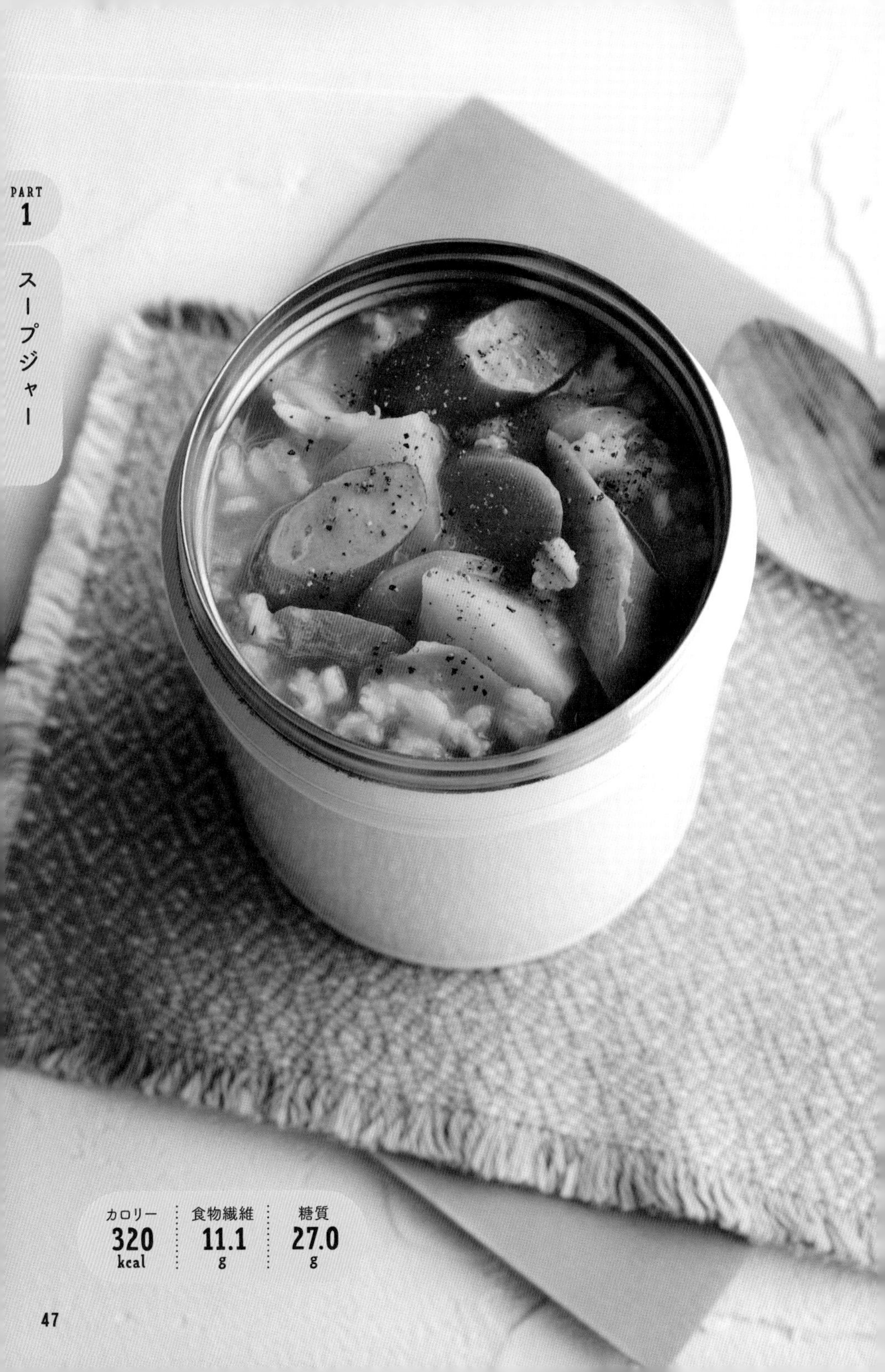

カロリー	食物繊維	糖質
320 kcal	11.1 g	27.0 g

洋風

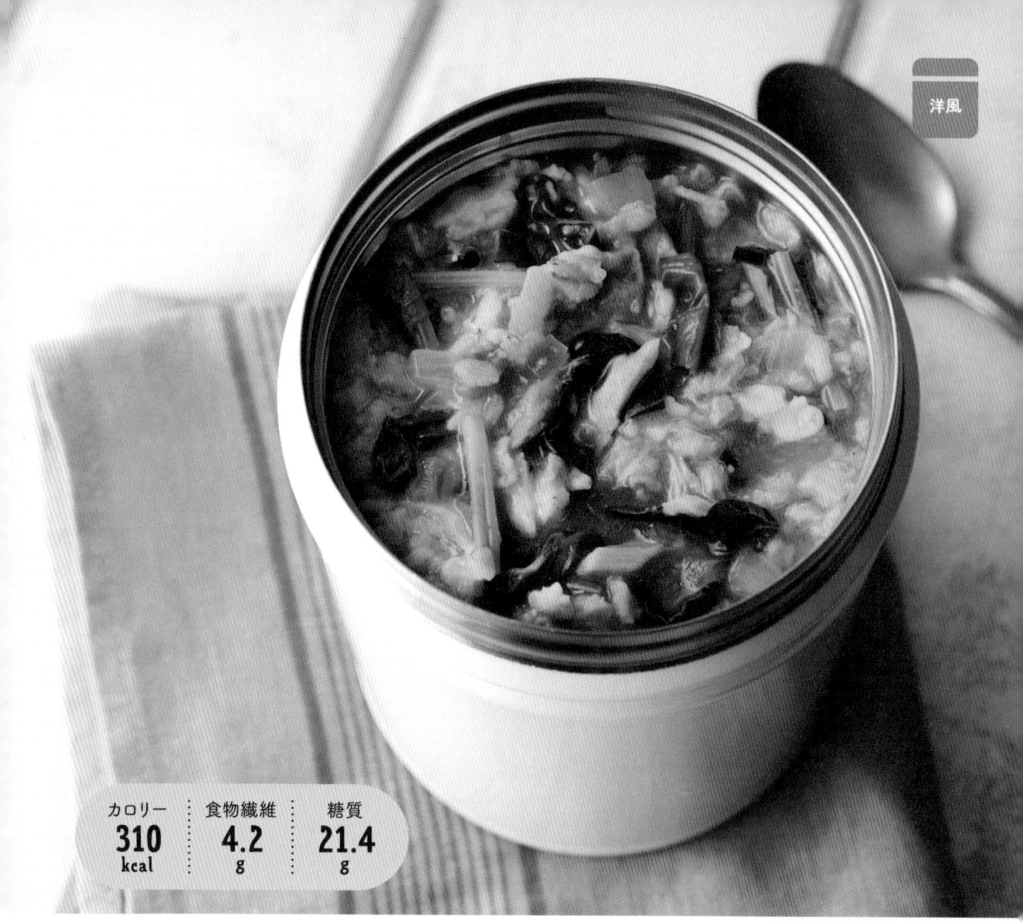

カロリー	食物繊維	糖質
310 kcal	4.2 g	21.4 g

ほうれん草とツナとチーズ

食材を入れるだけの簡単調理

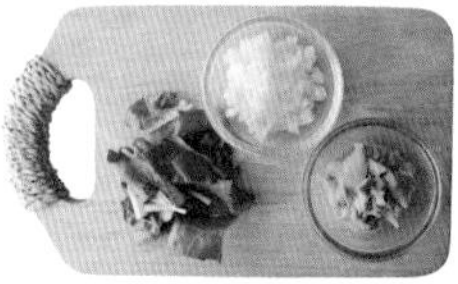

材料 (1人分)

A
- ほうれん草(2cm長さに切る)… 40g
- 玉ねぎ(みじん切り)… 20g

B
- オートミール(ロールドオーツ)… 30g
- ツナ水煮缶(無塩)… 1缶(70g)
- コンソメスープの素(顆粒)…小さじ1
- しょうゆ…小さじ$\frac{1}{2}$
- バター… 3g
- ピザ用チーズ… 30g

熱湯… 200〜250mℓ

作り方

1 スープジャーにAの材料と熱湯(分量外)を入れ、フタをせずに5分以上保温する。

2 スープジャーの湯を捨て、Bを加えて熱湯を注ぐ。

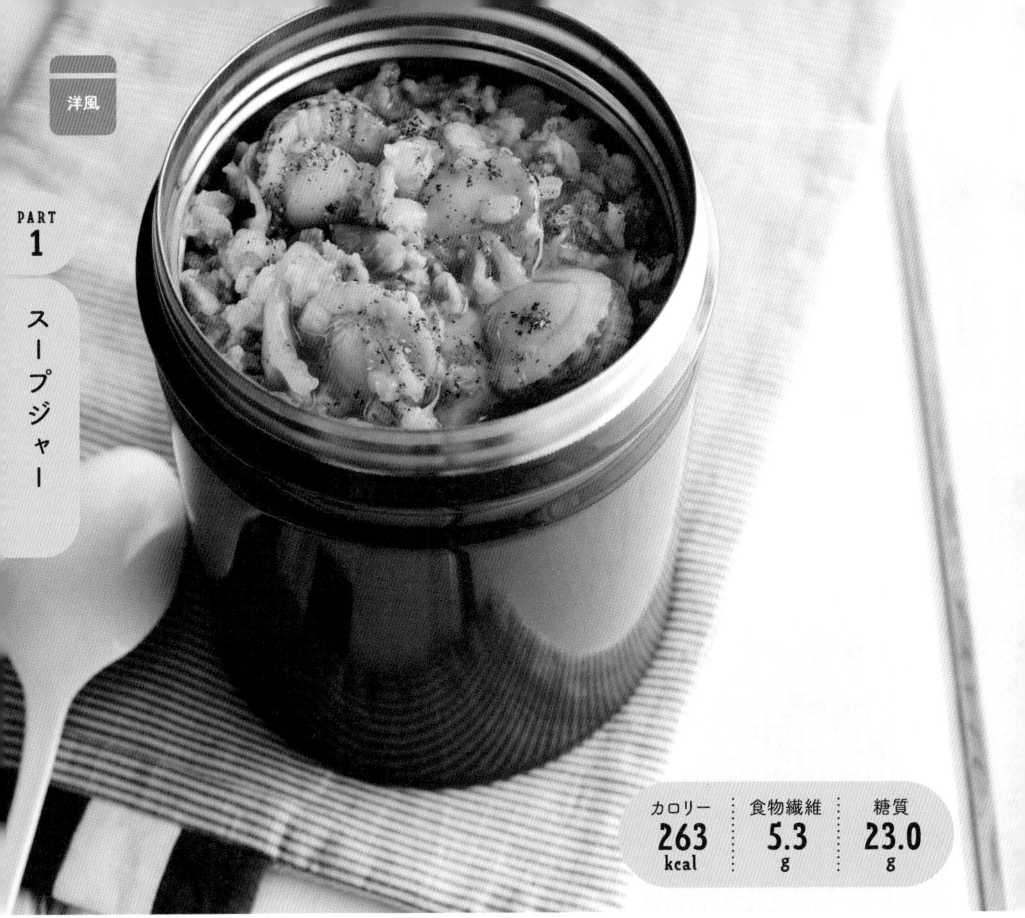

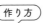

カロリー	食物繊維	糖質
263 kcal	5.3 g	23.0 g

ほたてとキャベツとバター

ほたては高たんぱくで、うま味成分もたっぷり

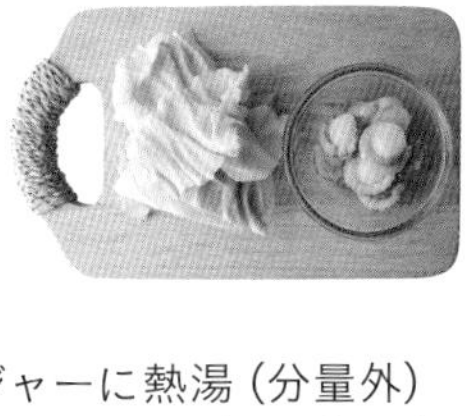

材料 (1人分)

A
- ベビーほたて（ボイル）… 50g
- キャベツ（一口大にちぎる）… 40g

B
- オートミール（ロールドオーツ）… 30g
- 大豆ミート（乾燥ミンチタイプ）… 10g
- バター… 5g
- コンソメスープの素（顆粒）… 小さじ1
- こしょう … 少々

熱湯 … 200～250mℓ

作り方

1 スープジャーに熱湯（分量外）を入れ、フタをせずに5分以上保温する。

2 耐熱容器にAを入れ、ふんわりラップをして電子レンジで1分加熱する。

3 スープジャーの湯を捨て、**2**とBを入れて熱湯を注ぐ。

洋風

ミネストローネ

鶏肉と豆で満腹感がアップ

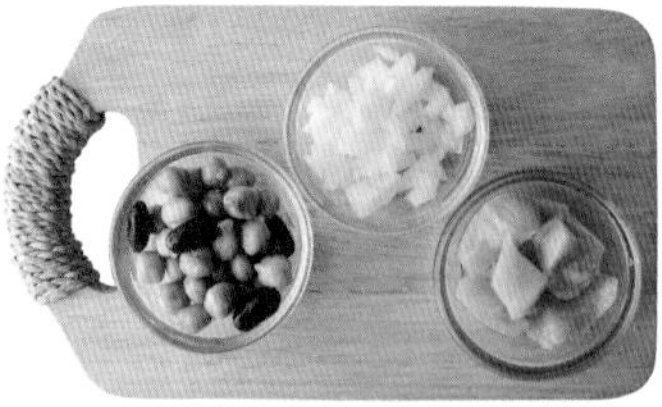

材料 (1人分)

オートミール(ロールドオーツ)… 30g

A
- 鶏むね肉(2cm角に切る)… 50g
- 玉ねぎ(粗みじん切り)… 50g
- 豆ミックス缶… 80g
- トマトジュース(無塩)… 150mℓ
- オリーブオイル…小さじ1
- にんにくチューブ…小さじ1
- コンソメスープの素(顆粒)…小さじ1
- 水… 100mℓ

作り方

1 スープジャーに熱湯(分量外)を入れ、フタをせずに5分以上保温する。

2 鍋にAを入れて、鶏肉に火が通るまで煮る。

3 スープジャーの湯を捨て、2とオートミールを入れる。

トマトのリコピンは、
にんにくや玉ねぎと
一緒に加熱すると
吸収率があがります。

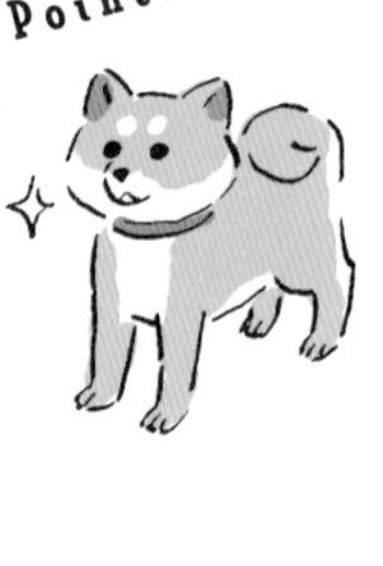

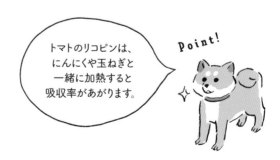

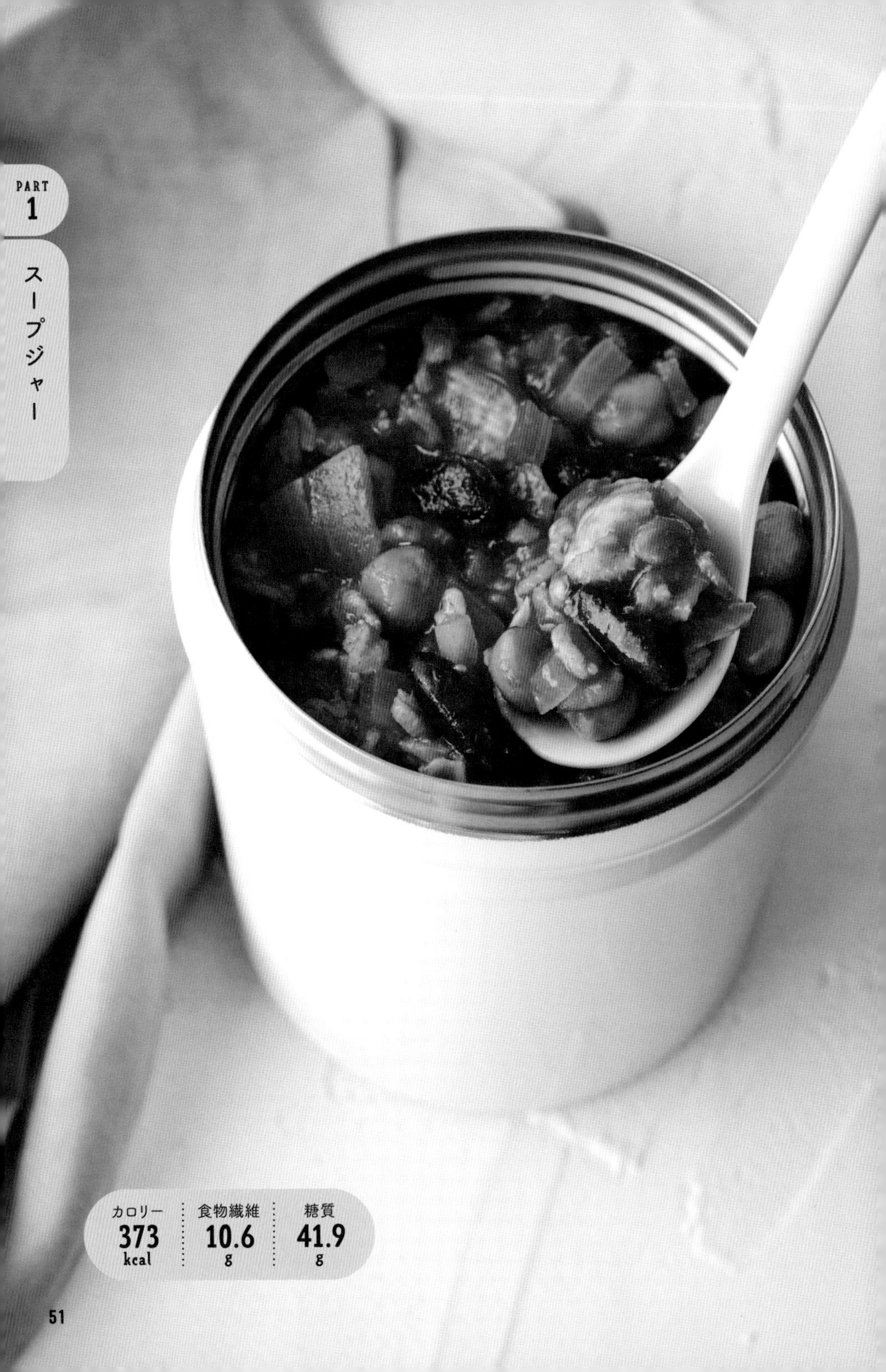

カロリー	食物繊維	糖質
373 kcal	10.6 g	41.9 g

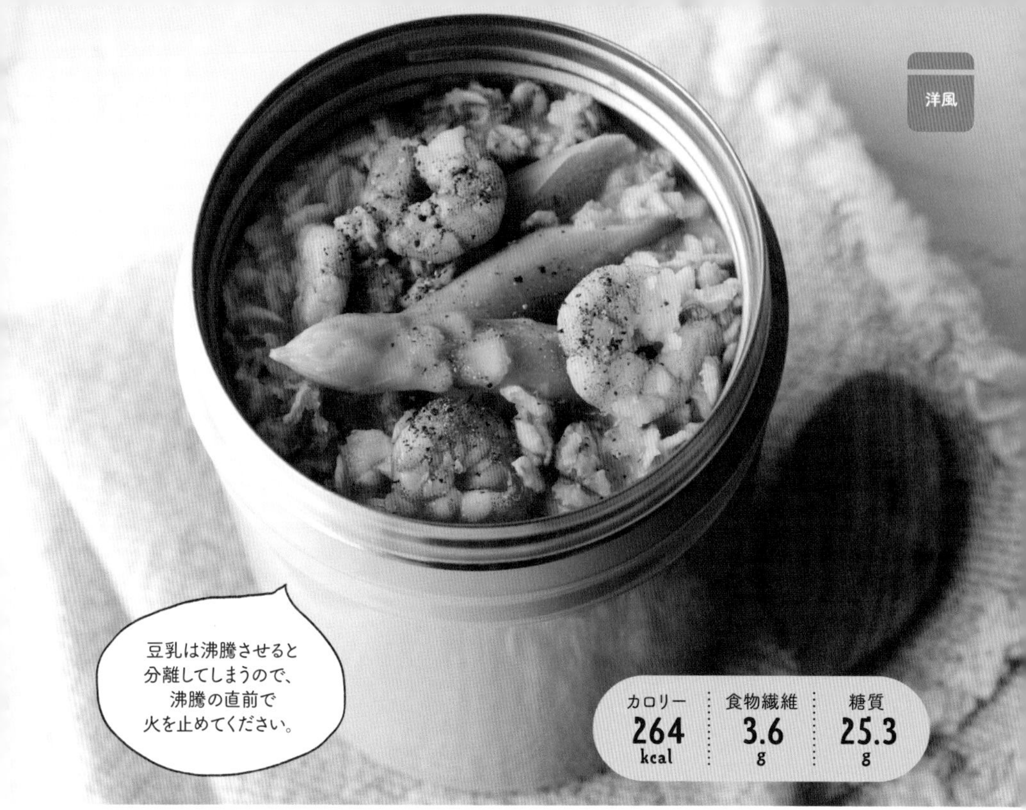
豆乳は沸騰させると
分離してしまうので、
沸騰の直前で
火を止めてください。
カロリー 264 kcal
食物繊維 3.6 g
糖質 25.3 g

えびとアスパラガスと豆乳

豆乳でまろやかな味わいに

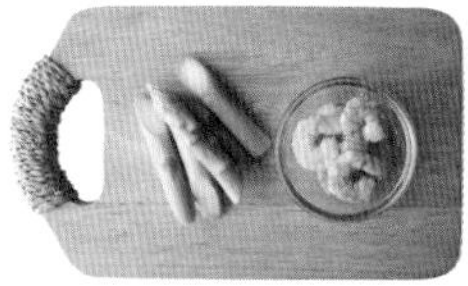

材料 (1人分)

オートミール（ロールドオーツ）… 30g

A
- 蒸しえび…小6尾
- アスパラガス（斜め切り）… 2本

B
- 無調整豆乳… 200mℓ
- コンソメスープの素（顆粒）…小さじ1/2
- 塩…少々
- こしょう…少々
- 水… 100mℓ

作り方

1. スープジャーにAの材料と熱湯（分量外）を入れ、フタをせずに5分以上保温する。
2. 鍋にBを入れて沸騰する直前で火を止める。
3. スープジャーの湯を捨て、**2**とオートミールを入れる。

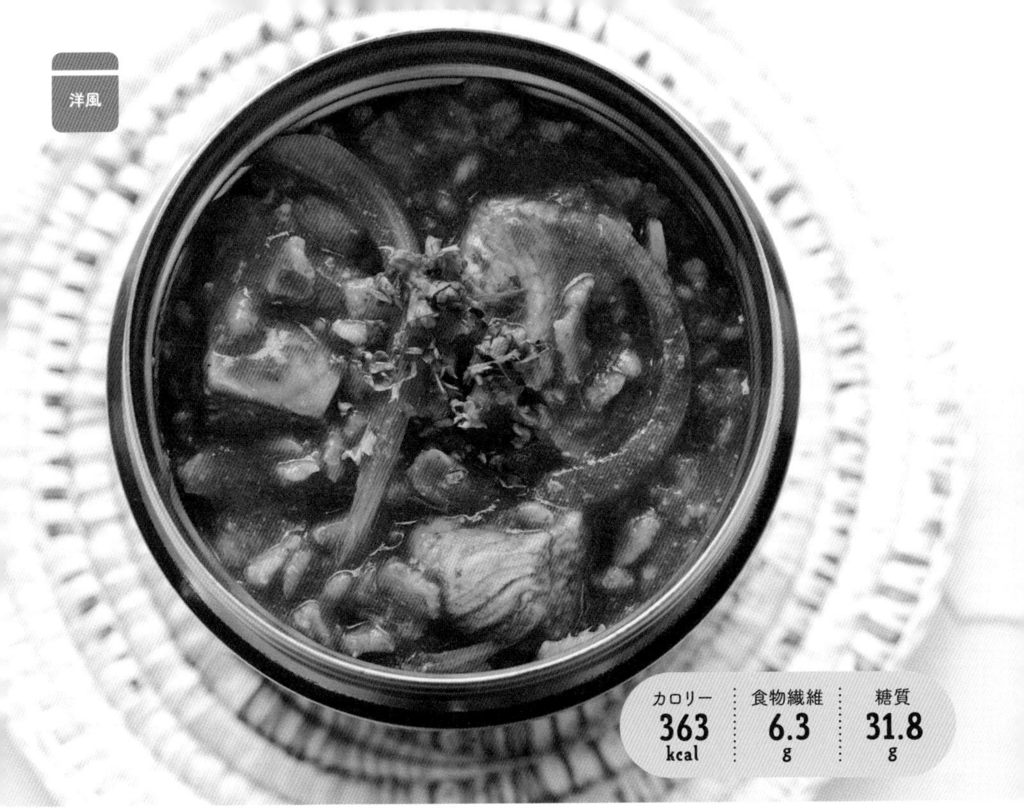

洋風

カロリー	食物繊維	糖質
363 kcal	6.3 g	31.8 g

バターチキンのトマトカレー

トマトの風味で辛味は控えめなカレー

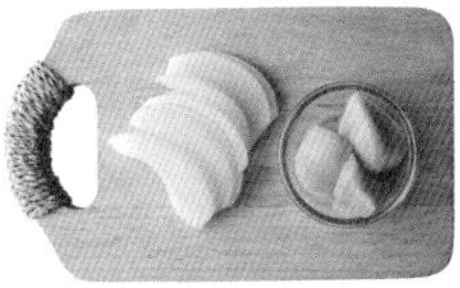

材料（1人分）

オートミール（ロールドオーツ）… 30g

A
- 鶏むね肉（小さめの一口大）… 70g
- 玉ねぎ（せん切り）… 50g
- トマトジュース（無塩）… 150mℓ
- バター… 10g
- カレー粉…小さじ1.5
- 中濃ソース…小さじ1
- 牛乳…大さじ2
- にんにくチューブ…小さじ1
- しょうがチューブ…小さじ½
- 水… 100mℓ

パセリ（刻む）…お好みで

作り方

1 スープジャーに熱湯（分量外）を入れ、フタをせずに5分以上保温する。

2 鍋に**A**を入れて沸騰させる。

3 スープジャーの湯を捨て、**2**とオートミールを入れる。パセリを散らしても。

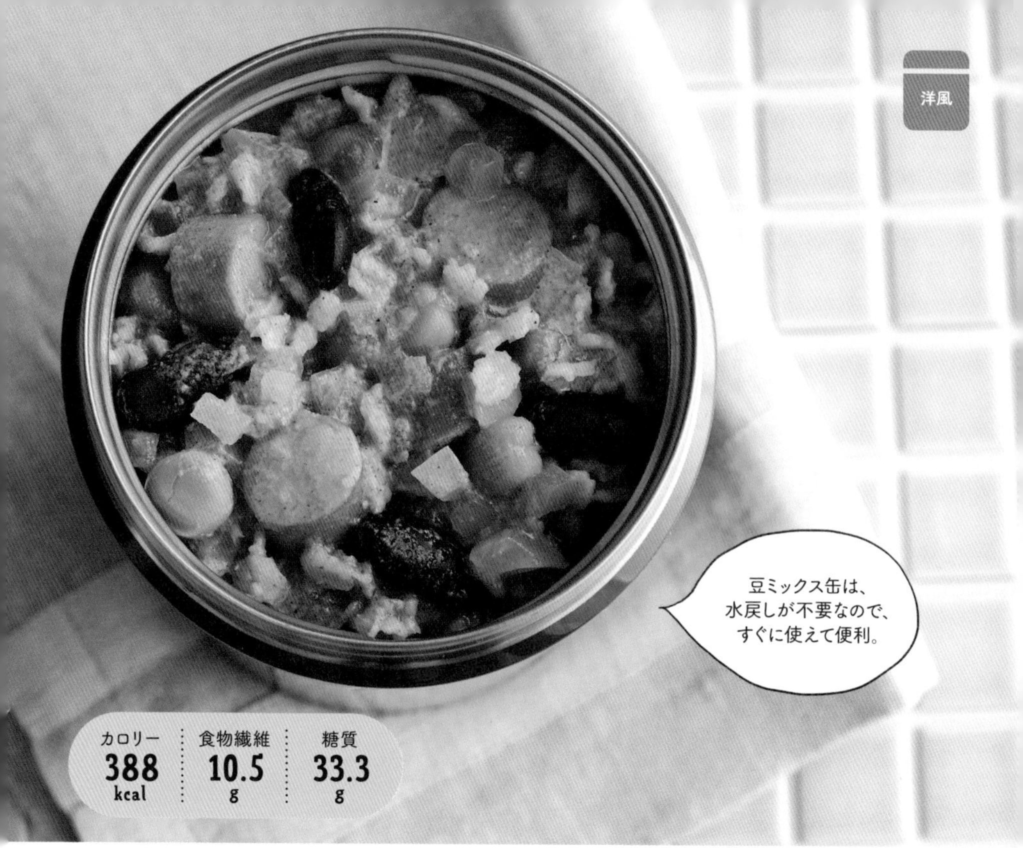
洋風
豆ミックス缶は、
水戻しが不要なので、
すぐに使えて便利。
カロリー 388 kcal
食物繊維 10.5 g
糖質 33.3 g

ミックスビーンズのカレースープ

ミックスビーンズがほくほくしたカレー

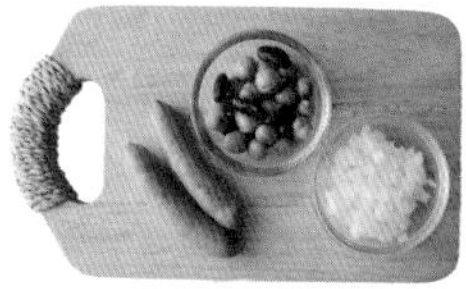

材料（1人分）

オートミール（ロールドオーツ）… 30g
オリーブオイル…小さじ1/3

A
- 豆ミックス缶… 60g
- 玉ねぎ（みじん切り）… 50g
- ウインナーソーセージ（輪切り）… 2本（40g）

B
- カレー粉…小さじ1
- コンソメスープの素（顆粒）…小さじ1/2
- アーモンドミルク（牛乳でも）… 100mℓ
- 水… 150mℓ

作り方

1 スープジャーに熱湯（分量外）を入れ、フタをせずに5分以上保温する。

2 鍋にオリーブオイル、Aを入れて炒める。

3 玉ねぎがしんなりしてきたらBを加え、沸騰させる。

4 スープジャーの湯を捨て、3とオートミールを入れる。

COLUMN

市販のスープに混ぜるだけ

オートミールをお弁当として持っていくときに、一番手軽で簡単なのは、市販のスープの素などを使うこと。熱湯を入れて予熱したスープジャーに、乾燥のままのオートミールとスープの素やお茶漬けの素などを入れ、熱湯を注ぐだけ。お昼に食べるころには、オートミールがふやけてリゾットや雑炊のようになります。朝ごはんの準備のときに、ついでにできるくらい簡単。

また、そんな時間もない！　というときには、1食分のオートミールを持ち、通勤途中にカップスープを買い、食べるときにカップスープにオートミールを入れて、熱湯を注ぐだけ。規定された待ち時間よりも少し長めにするといいでしょう。

使用するオートミールは、クイックオーツ、ロールドオーツどちらでもいいですが、熱湯を注ぐだけなのでロールドオーツだと少し硬さが残るかもしれません。クイックオーツのほうが、ふやけやすくおすすめです。オートミールがはじめての人は、トマト系の味が食べやすいでしょう。

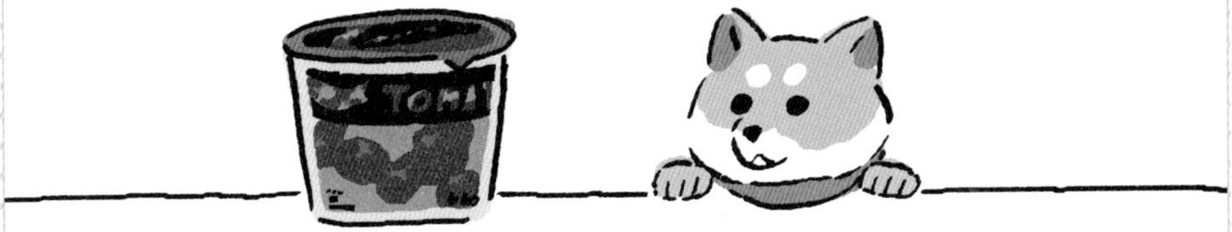

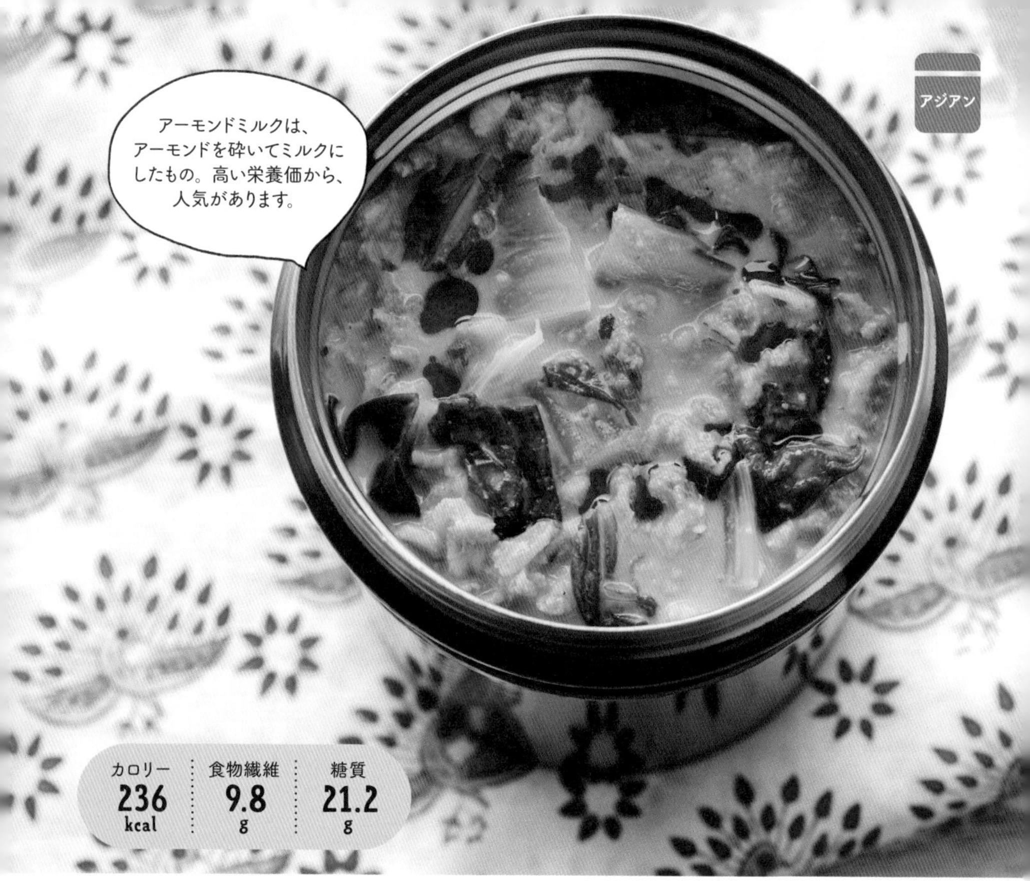

アーモンドミルクは、
アーモンドを砕いてミルクにしたもの。高い栄養価から、人気があります。

カロリー	食物繊維	糖質
236 kcal	9.8 g	21.2 g

担々風

豚ひき肉を大豆ミートに置き換えて低脂質

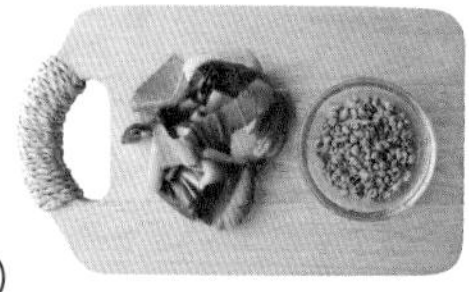

材料 (1人分)

A
- チンゲンサイ(2cm長さに切る)… 50g
- アーモンドミルク(無糖/豆乳でも)… 200mℓ
- みそ…小さじ1
- 鶏がらスープの素(顆粒)…小さじ1/2
- 豆板醤…小さじ1/3弱
- 白すりごま…小さじ1
- 水… 50mℓ

B
- オートミール(ロールドオーツ)… 30g
- 大豆ミート(乾燥ミンチタイプ)… 10g
- ラー油…適量

作り方

1 スープジャーに熱湯(分量外)を入れ、フタをせずに5分以上保温する。

2 鍋にAの材料を入れて沸騰させる。

3 スープジャーの湯を捨て、2とBを入れる。

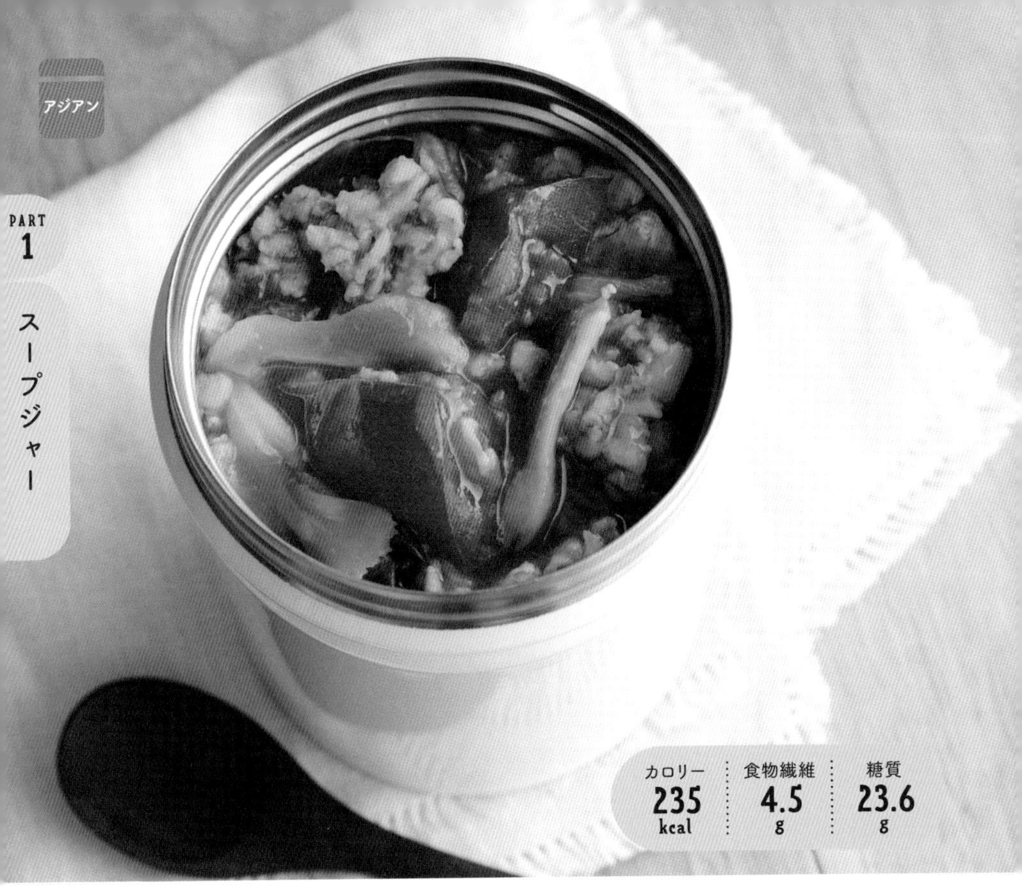

カロリー 235 kcal ｜ 食物繊維 4.5 g ｜ 糖質 23.6 g

トマトと卵の中華風

ごろごろとしたトマトの存在感が光る

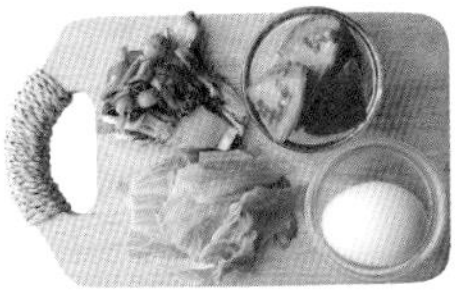

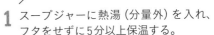

材料（1人分）

オートミールキューブ（P25参照）
…1食分

A
- トマト（一口大に切る）…小1個
- まいたけ（根元を切り、手でさく）…20g
- 鶏がらスープの素（顆粒）…小さじ1
- オイスターソース…小さじ1
- 水…250mℓ

卵…1個
レタス（手でちぎる）…20g

作り方

1 スープジャーに熱湯（分量外）を入れ、フタをせずに5分以上保温する。

2 オートミールキューブは、冷蔵庫から取り出して電子レンジで30秒加熱する。

3 鍋にAの材料を入れて煮る。沸騰したら溶き卵を入れてかき玉状態にする。

4 スープジャーの湯を捨て、**2**と**3**とレタスを入れる。

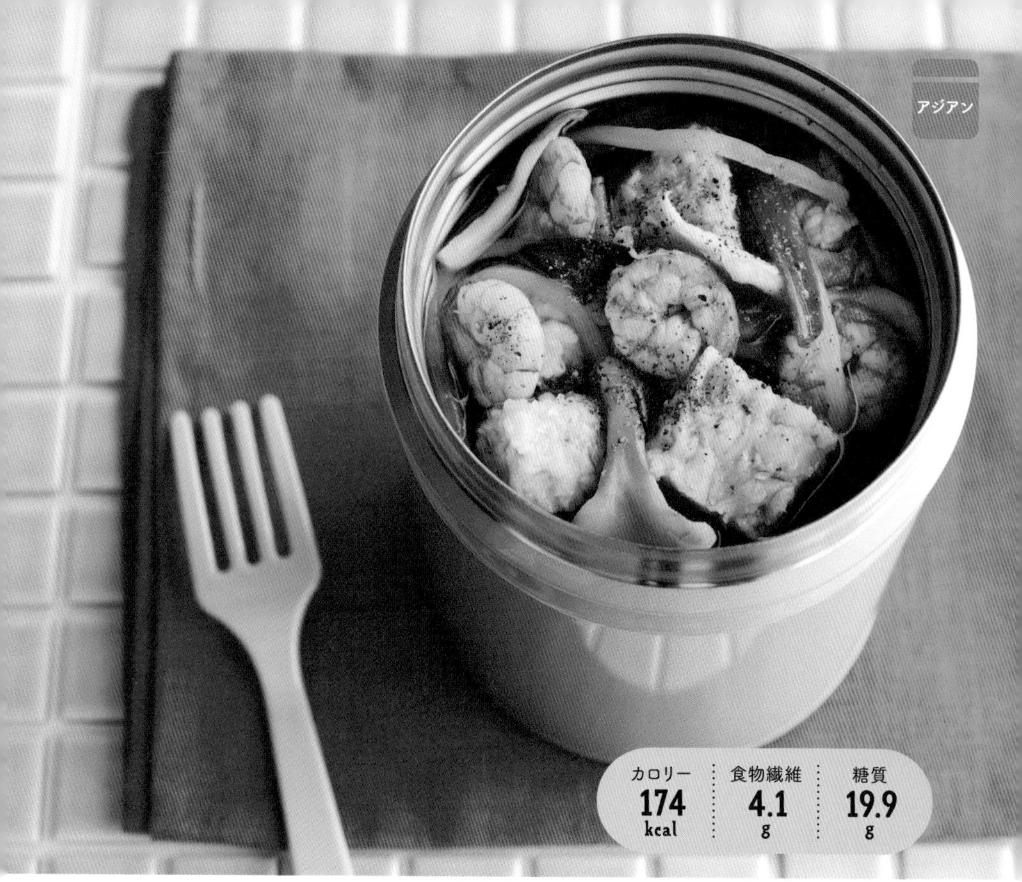

カロリー	食物繊維	糖質
174 kcal	4.1 g	19.9 g

えびとまいたけのエスニック

ナンプラーでアジアンな風味と香り

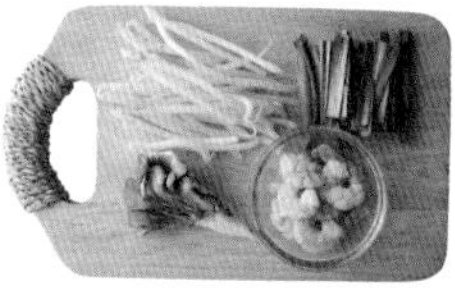

材料（1人分）

オートミールキューブ（P25参照）… 1食分

A
- 蒸しえび…小6尾
- にら（4㎝長さに切る）… 10g
- もやし… 40g
- まいたけ（根元を切り、手でさく）… 15g

B
- ナンプラー…小さじ½
- 鶏がらスープの素（顆粒）…小さじ½
- こしょう …少々
- レモン汁…少々

熱湯… 200〜250㎖

作り方

1 スープジャーにAと熱湯（分量外）を入れ、フタをせずに5分以上保温する。

2 オートミールキューブを冷蔵庫から取り出して、電子レンジで30秒加熱する。

3 スープジャーの湯を捨て、2とBを加えて熱湯を注ぐ。

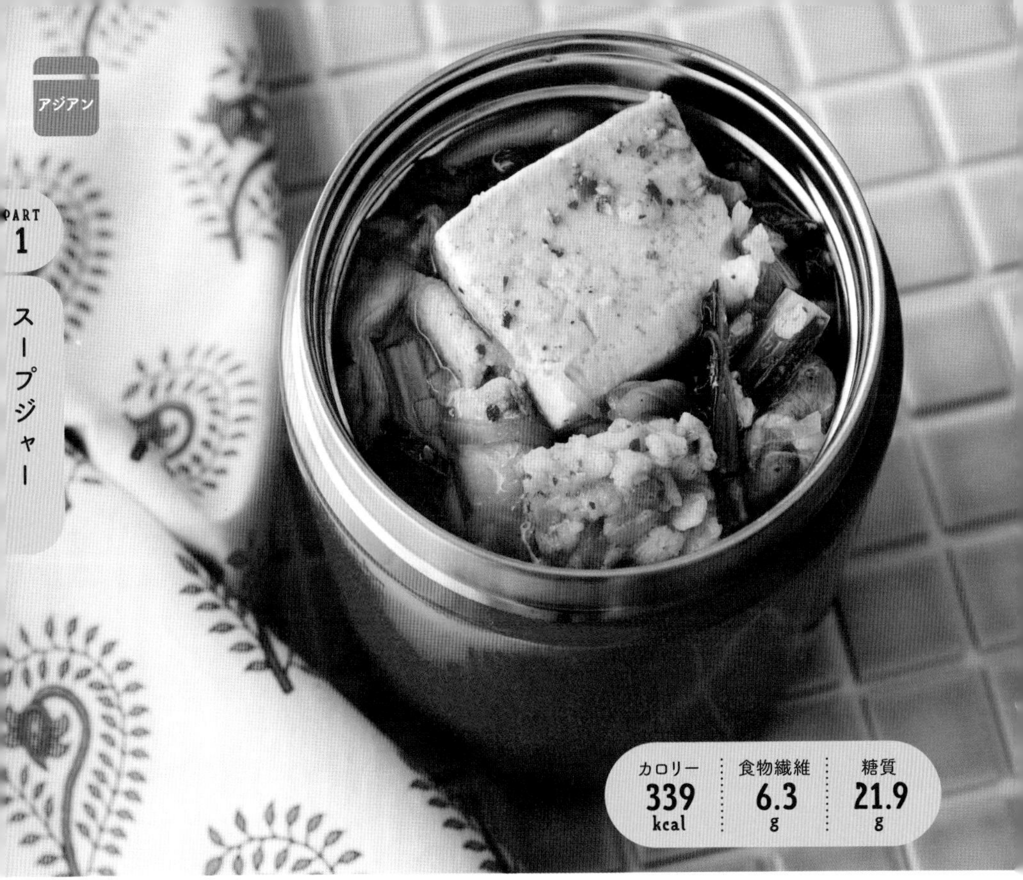

カロリー	食物繊維	糖質
339 kcal	6.3 g	21.9 g

豚キムチ

豚肉と豆腐とキムチは、間違いない組み合わせ

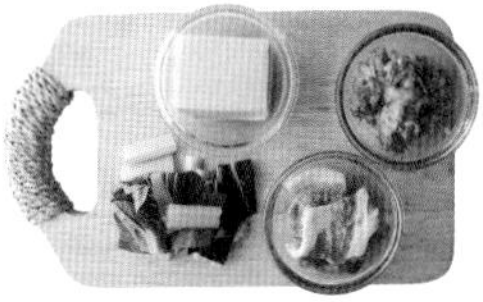

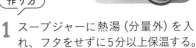

材料（1人分）

オートミールキューブ（P25参照）… 1食分

A
- 豚肩ロース肉（3㎝幅に切る）… 30g
- 小松菜（3㎝長さに切る）… 40g
- 木綿豆腐（手で割りほぐす）… 150g
- 鶏がらスープの素（顆粒）…小さじ1
- にんにくチューブ…小さじ½
- キムチ… 30g
- 水… 200㎖

作り方

1 スープジャーに熱湯（分量外）を入れ、フタをせずに5分以上保温する。

2 オートミールキューブを冷蔵庫から取り出して、電子レンジで30秒加熱する。

3 鍋にAの材料を入れて沸騰させる。

4 スープジャーの湯を捨て、**2**と**3**を入れる。

サムゲタン風

鍋を使わず、レンジ調理で完結

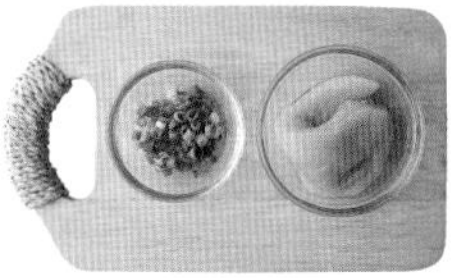

材料 (1人分)

オートミールキューブ (P25参照)… 1食分
鶏ささみ肉 (筋をとる)… 75g
酒…小さじ1

A
- 小ねぎ (小口切り)… 20g
- 鶏がらスープの素 (顆粒)…小さじ1
- しょうがチューブ…小さじ½
- にんにくチューブ…小さじ½
- 塩…少々
- こしょう …少々
- 白いりごま…小さじ½
- ごま油…小さじ½

熱湯… 200〜250mℓ

作り方

1 スープジャーに熱湯 (分量外) を入れ、フタをせずに5分以上保温する。

2 オートミールキューブを冷蔵庫から取り出して、電子レンジで30秒加熱する。

3 耐熱容器に鶏肉を入れて酒をふり、フォークなどで全体を刺し、ふんわりラップをする。電子レンジで1分加熱する。粗熱がとれたら手でさく。

4 スープジャーの湯を捨て、**2**と**3**とAを入れて熱湯を注ぐ。

カロリー	食物繊維	糖質
242 kcal	3.7 g	21.0 g

麻婆なす

大きめのなすで食べ応えアップ

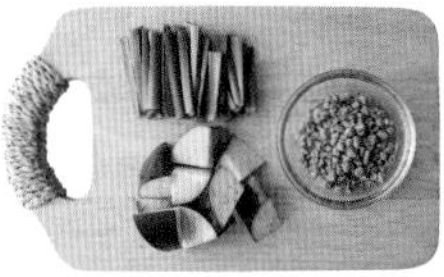

材料 (1人分)

なす (一口大に切る)…小1本

A
- オートミール (ロールドオーツ)… 30g
- にら (5cm長さに切る)… 10g
- 大豆ミート (乾燥ミンチタイプ)… 10g
- しょうがチューブ… 小さじ½
- にんにくチューブ…小さじ½
- 砂糖…小さじ½
- 鶏がらスープの素 (顆粒)…小さじ½
- オイスターソース…小さじ½
- 豆板醤…小さじ½

熱湯… 200〜250mℓ

作り方

1 スープジャーに熱湯 (分量外) を入れ、フタをせずに5分以上保温する。

2 なすは水にさらしてアク抜きし、耐熱容器に入れる。ふんわりラップをして電子レンジで2分加熱する。

3 スープジャーの湯を捨て、**2**とAを入れて熱湯を注ぐ。

カロリー	食物繊維	糖質
193 kcal	6.9 g	24.6 g

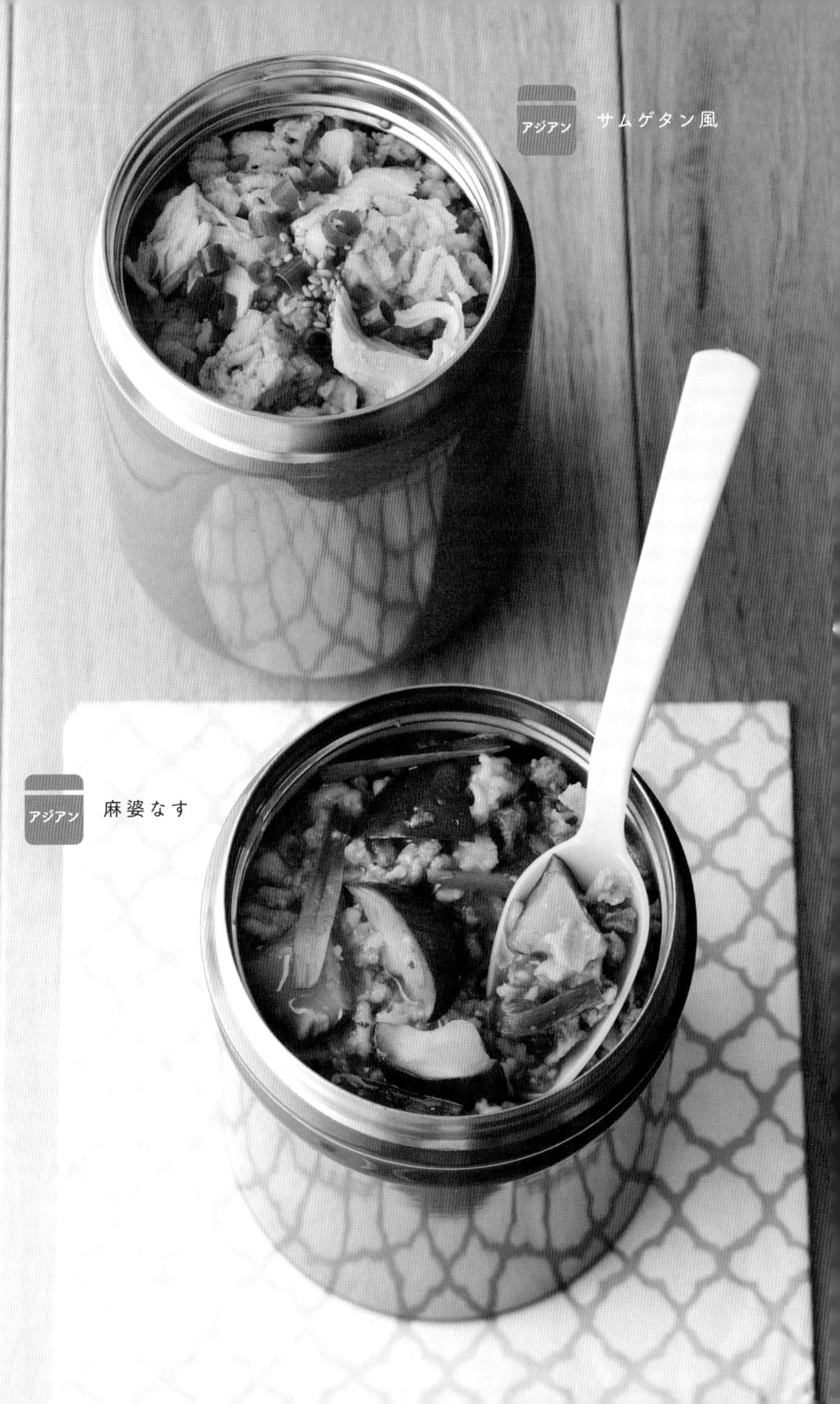

アジアン サムゲタン風

アジアン 麻婆なす

COLUMN

お好み焼きレシピ

お好み焼きは、お弁当にもおすすめ

ヘルシーお好み焼き

材料（直径7cm／4枚）

A
- **オートミール（クイックオーツ）**…30g
- 水…50mℓ
- しらたき（粗みじん切り）…30g
- オクラ（粗みじん切り）…2本
- キャベツ（粗みじん切り）…30g

B
- 卵…1個
- 和風だしの素（顆粒）…小さじ1

ごま油…大さじ1

※トッピングは、お好み焼きソース、マヨネーズ、削り節、青海苔、紅しょうがなどお好みで。

作り方

1. Aを耐熱ボウルに入れ、30秒おいたあと、電子レンジで1分30秒加熱する。
2. **1**にBを加えて、よく混ぜる。
3. フライパンにごま油を入れて強火で熱し、**2**を小さい円状に4枚に広げる。
4. 片面に焼き目がしっかりとついたら、裏返してフタをして、中に火が通るまで焼く。箸などでさして生地がついてこなければOK。

明太チーズお好み焼き

材料（直径20cm／1枚）

A
- **オートミール（クイックオーツ）**…30g
- 大豆ミート（乾燥ミンチタイプ）…10g
- 水…100mℓ

B
- キャベツ（粗みじん切り）…50g
- 明太子…15g
- ピザ用チーズ…10g
- 卵…1個

ごま油…大さじ1

※トッピングは、お好み焼きソース、マヨネーズ、削り節、青海苔、紅しょうがなどお好みで。

作り方

1. Aを耐熱ボウルに入れ、30秒おいたあと、電子レンジで1分30秒加熱する。
2. **1**にBを加えて、よく混ぜる。
3. フライパンにごま油を入れて強火で熱し、**2**を広げる。
4. 片面に焼き目がしっかりとついたら、裏返してフタをして、中に火が通るまで焼く。箸などでさして生地がついてこなければOK。

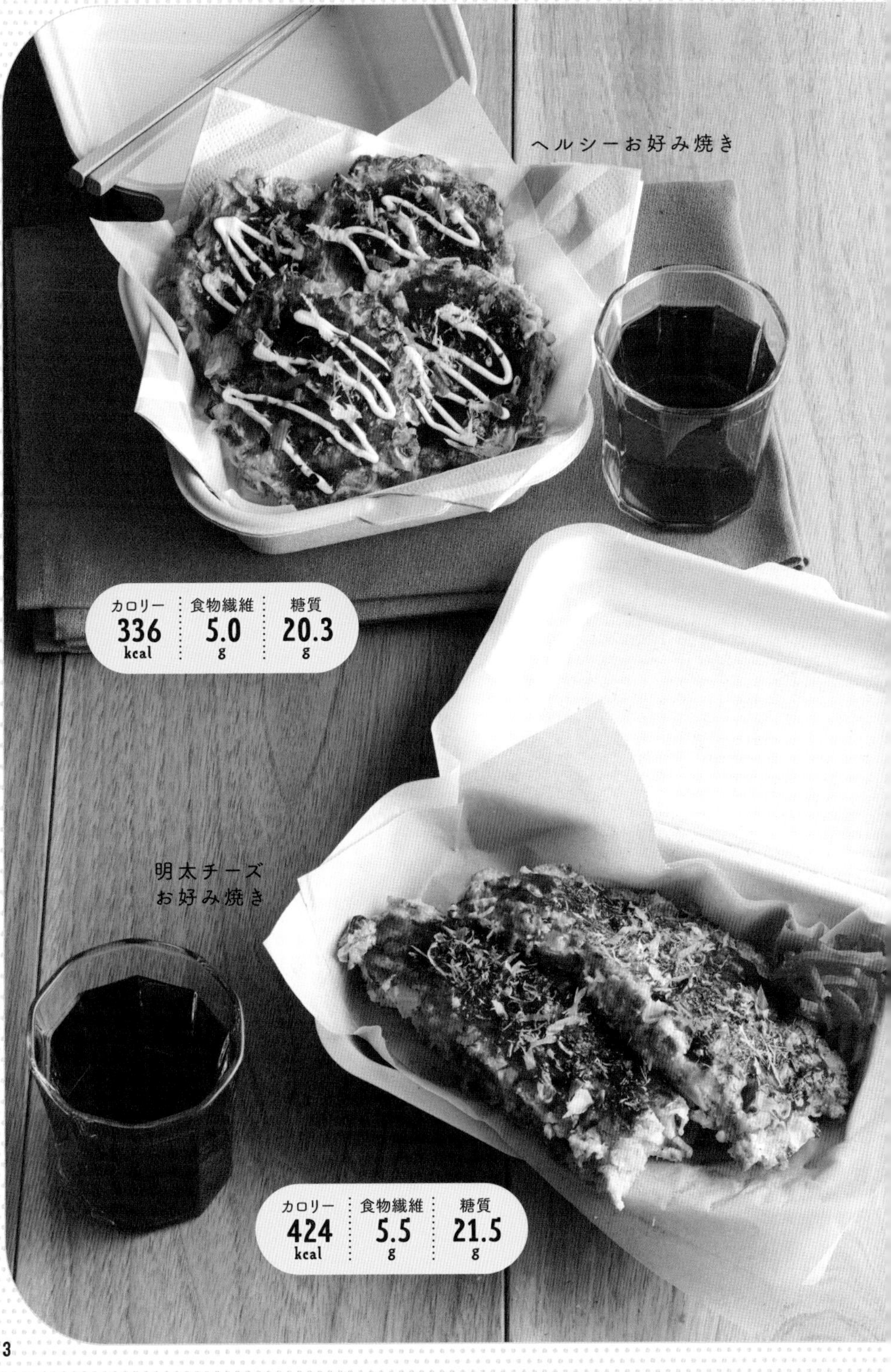

ヘルシーお好み焼き

カロリー	食物繊維	糖質
336 kcal	5.0 g	20.3 g

明太チーズ
お好み焼き

カロリー	食物繊維	糖質
424 kcal	5.5 g	21.5 g

COLUMN

健康でいるためのオートミール生活

フォロワーさんからの質問で「理想体型になっても、オートミールは続けますか？」と聞かれたことがありました。

最初はダイエットのためでしたが、現在はやせるためではなく、白米よりも栄養価が高いから、何よりおいしいから主食のひとつとしてオートミールを食べています。そして、私は白米もパンも制限していません。また、たまには外食やテイクアウトもします。ジャンクフードを食べるときには、他の食事で栄養バランスを考えて調整をするようにしています。

オートミールはダイエットに効果的ではありますが、それだけではありません。個人的にはオートミールのおかげで食後の眠気が抑えられたり、ひどかった生理痛も薬を飲まずに過ごせるようになりました。

理想体重を追い求めすぎて、過度なダイエットになっていませんか？　極端にカロリー制限をした食事は、体も心も辛いです。生活の中に適度にオートミールを取り入れて楽しみましょう。私は健康でいるために、今後も程よくオートミール生活を続けていこうと思っています。

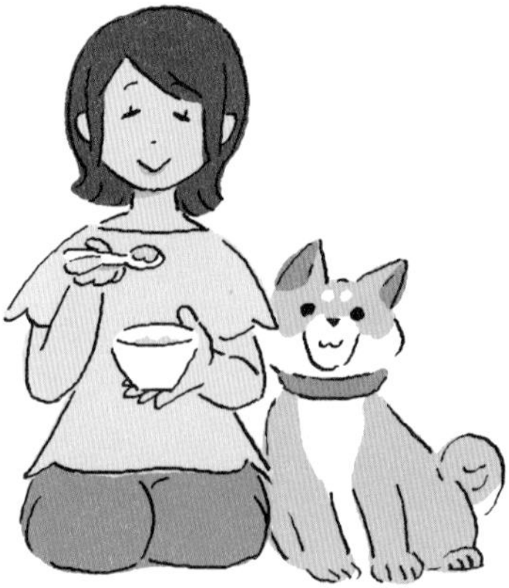

PART

2

おにぎらず・レンチンごはん

具だくさんで、満足感のあるおにぎらず。
ぽろぽろしがちなオートミールも、
海苔で折りたたむことで簡単にまとまります。
炊きこみごはん、ピラフ、チャーハンも
電子レンジで簡単調理。

おにぎらず4種

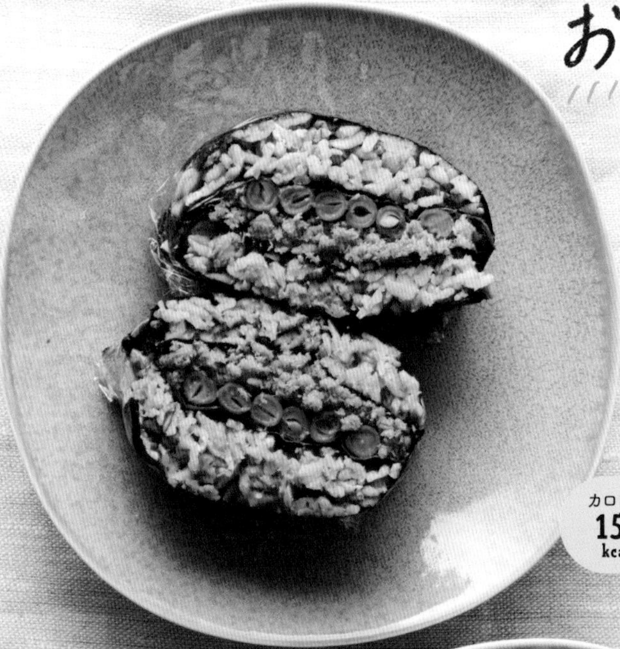

鮭とさやいんげん

カロリー	食物繊維	糖質
150 kcal	4.5 g	19.0 g

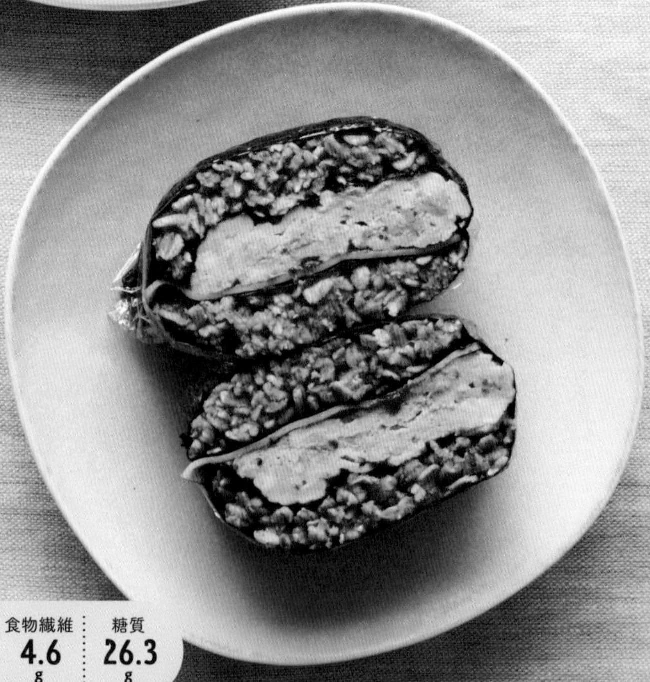

オムライス

カロリー	食物繊維	糖質
319 kcal	4.6 g	26.3 g

チーズビビンパ

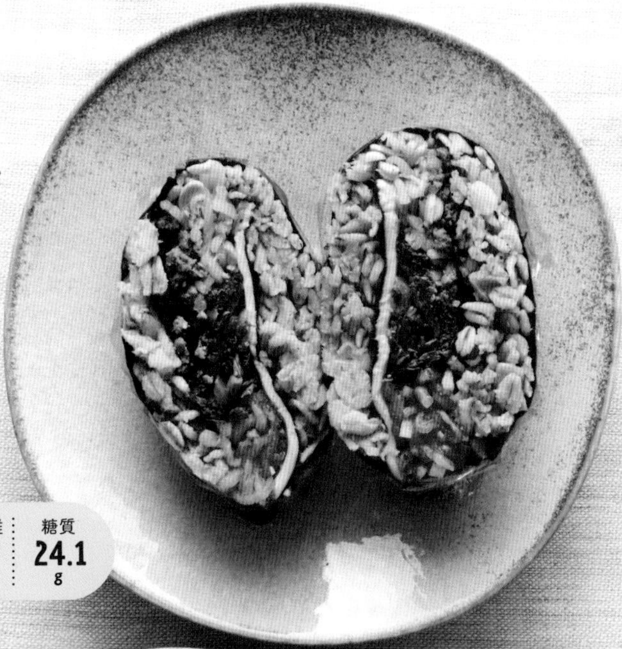

カロリー	食物繊維	糖質
260 kcal	5.1 g	24.1 g

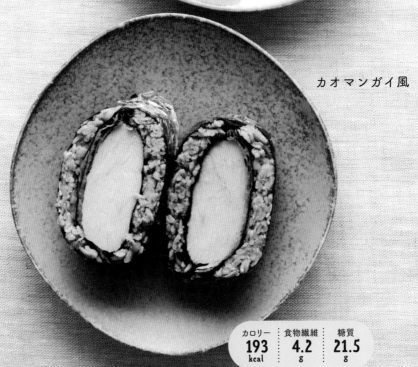

カオマンガイ風

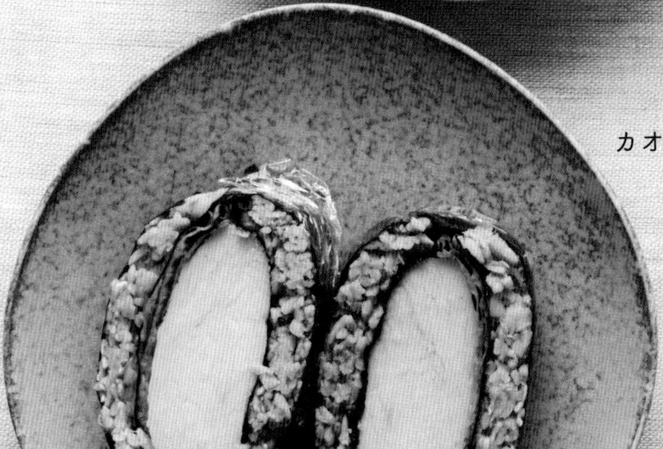

カロリー	食物繊維	糖質
193 kcal	4.2 g	21.5 g

おにぎらずの基本の作り方

オートミールは白米より粘り気が少ないので、
おにぎりよりも、おにぎらずにするのがおすすめ。

作り方 P70おにぎらず（オムライス）を例に作ります。

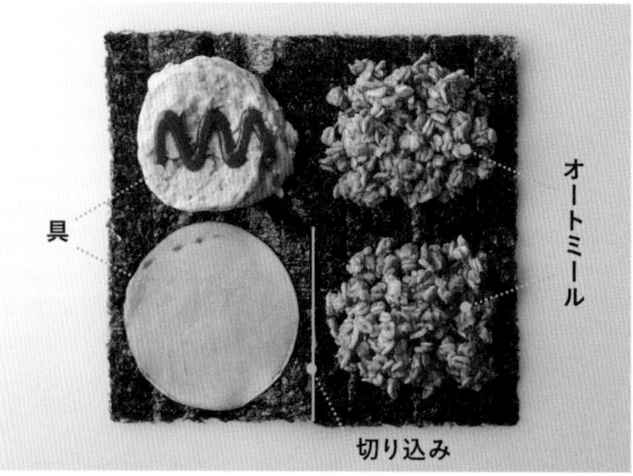

1

海苔を4つのスペースとして考えて、海苔の下半分に切り込みを入れる。具材をのせる。のせるときには、周囲に2㎝ほどの余裕をもたせるとたたみやすい。

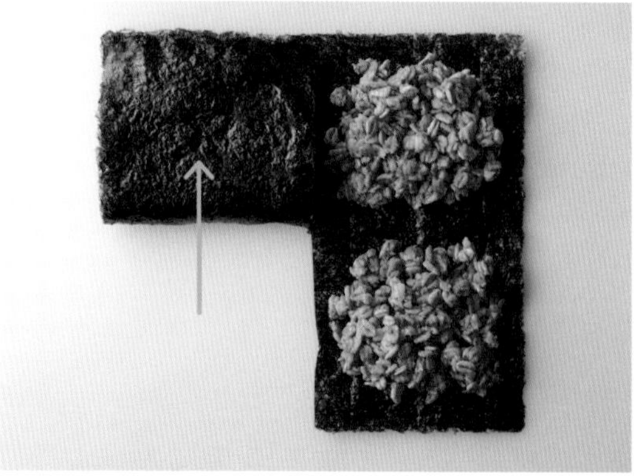

2

左下を上にたたむ。

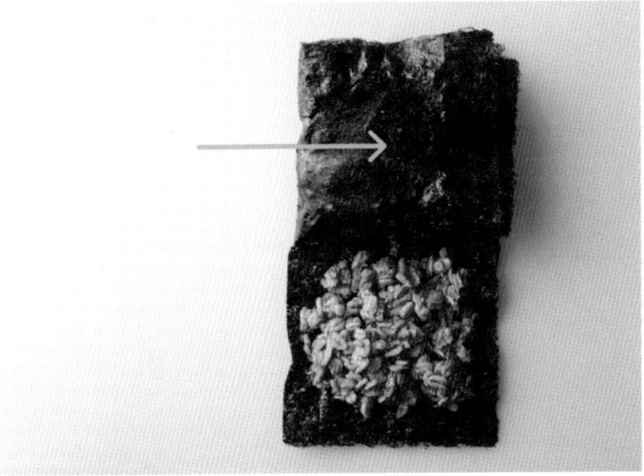

3

左上を右にたたむ。

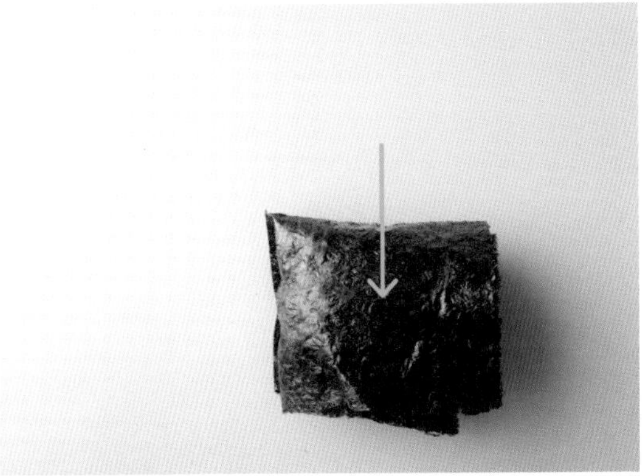

4

右上を下にたたむ。ラップをしっかりと巻き、具材と海苔をなじませる。

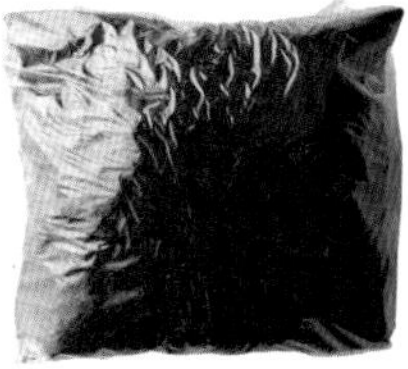

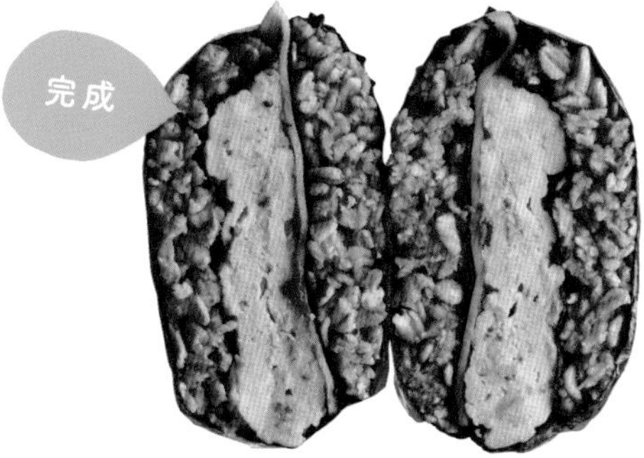

おにぎらず（鮭とさやいんげん）

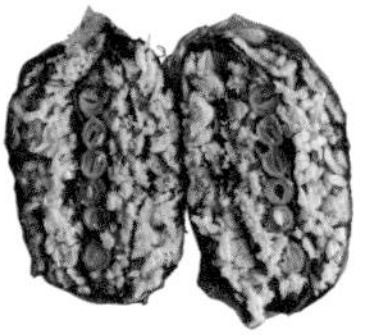

鮭といんげんの彩りがきれい

材料（1人分）

A
- オートミール（ロールドオーツ）…30g
- 水…50mℓ

白いりごま…適量
焼き海苔…1枚

【具材】
鮭フレーク…適量
さやいんげん（茹でたもの）…適量
大葉…1枚

作り方

1 深めの耐熱容器にAを入れ、約1分なじませる。

2 **1**を電子レンジで1分加熱する。箸でほぐして粗熱をとる。いりごまを加えて混ぜる。

3 海苔を4つのスペースに分けて考え、下半分に切り込みを入れる。写真のように具材をのせる（右上：オートミール、右下：オートミール、左上：鮭フレークとさやいんげん、左下：大葉）。

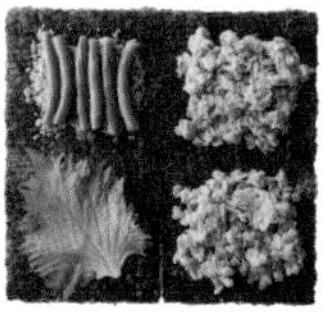

4 海苔を左下から左上、右上、右下の順にたたんでいく。

おにぎらず（オムライス）

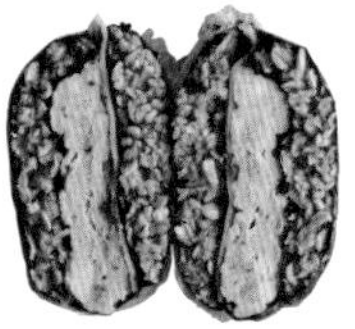

食べるとまるでオムライス！

材料（1人分）

A
- オートミール（ロールドオーツ）…30g
- 水…30mℓ
- トマトジュース（無塩）…30mℓ
- コンソメスープの素（顆粒）…小さじ½

焼き海苔…1枚

【具材】
マグカップオムレツ（P115参照）…1食分
ハム…1枚
トマトケチャップ…適量

作り方

1 深めの耐熱容器にAを入れ、約1分なじませる。

2 **1**を電子レンジで1分加熱する。箸でほぐして粗熱をとる。

3 海苔を4つのスペースに分けて考え、下半分に切り込みを入れる。写真のように具材をのせる（右上：オートミール、右下：オートミール、左上：オムレツとトマトケチャップ、左下：ハム）。

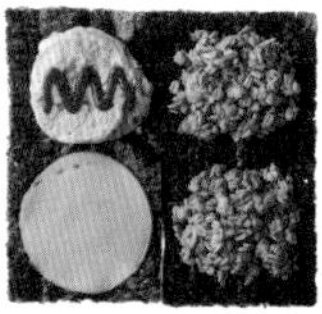

4 海苔を左下から左上、右上、右下の順にたたんでいく。

おにぎらず（チーズビビンパ）

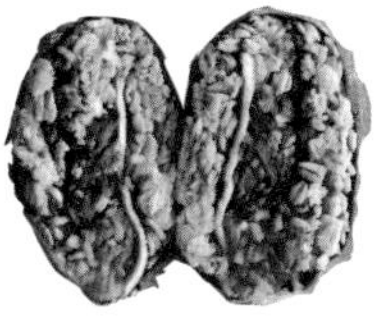

野菜たっぷりのビビンパ。チーズがアクセント

材料（1人分）

A
- オートミール（ロールドオーツ）…30g
- 水…50mℓ

焼き海苔…1枚

【具材】

ナムルセット（ほうれん草、もやし、大根、ぜんまい）…適量
牛そぼろ…適量
スライスチーズ…1枚

作り方

1 深めの耐熱容器にAを入れ、約1分なじませる。

2 **1**を電子レンジで1分加熱する。箸でほぐして粗熱をとる。

3 海苔を4つのスペースに分けて考え、下半分に切り込みを入れる。写真のように具材をのせる（右上：オートミール、右下：オートミール、左上：ナムルと牛そぼろ、左下：スライスチーズ）。

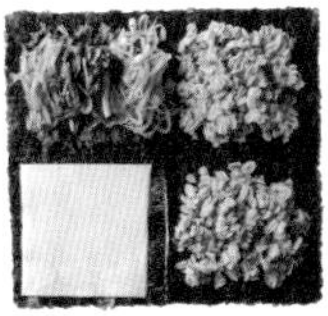

4 海苔を左下から左上、右上、右下の順にたたんでいく。

おにぎらず（カオマンガイ風）

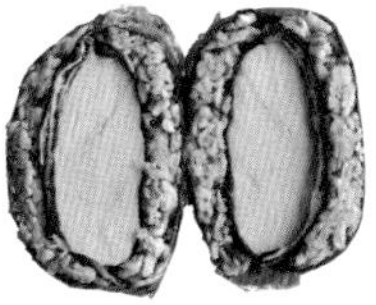

スウィートチリソースでアジアンな味付けに

材料（1人分）

A
- オートミール（ロールドオーツ）…30g
- 水…50mℓ
- しょうがチューブ…小さじ1/3
- にんにくチューブ…小さじ1/3

スウィートチリソース…適量
焼き海苔…1枚

【具材】

蒸し鶏またはサラダチキン…1/2枚
長ねぎ（細切り）…適量
レタス…適量

作り方

1 深めの耐熱容器にAを入れ、約1分なじませる。

2 **1**を電子レンジで1分加熱する。箸でほぐして粗熱をとる。スウィートチリソースを加えてなじませる。

3 海苔を4つのスペースに分けて考え、下半分に切り込みを入れる。写真のように具材をのせる（右上：オートミールと長ねぎ、右下：オートミール、左上：蒸し鶏、左下：レタス）。

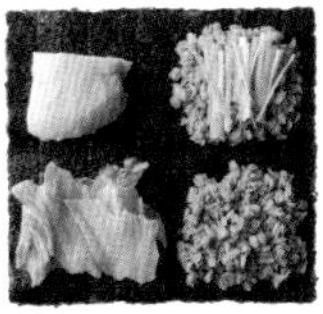

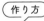

4 海苔を左下から左上、右上、右下の順にたたんでいく。

COLUMN

ふりかけレシピ

作り置きしてお弁当のごはんにかけたり、サラダにかけても

腸活ソフトふりかけ

保存目安：冷蔵庫で3日

材料（作りやすい分量）

A
- 乾燥芽ひじき（湯戻し不要）…5g
- ちりめんじゃこ…5g
- 干ししいたけ（薄切りのもの）…2g
- 砂糖…小さじ½
- しょうゆ…小さじ1
- 昆布茶…2g
- みりん…小さじ2
- 水…100㎖

B
- **オートミール（クイックオーツ）…大さじ2**
- 削り節…3g
- 白いりごま…大さじ1
- 青海苔…小さじ1

作り方

1. 鍋にAを入れ、中火で煮詰める。
2. 水分が少なくなってきたら弱火にしてBを入れて、さらに水分がなくなるまで炒める。

カロリー	食物繊維	糖質
164 kcal	5.9 g	17.3 g

やみつきスパイシーフレーク

保存目安：冷蔵庫で3日

材料（作りやすい分量）

- **オートミール（ロールドオーツ）…大さじ2**
- ピーナッツ（半分に割る）…10g
- フライドオニオン…10g
- おからパウダー…大さじ1
- 粉チーズ…大さじ½
- カレー粉…小さじ¼
- 乾燥バジル…小さじ½
- 塩…少々
- こしょう…少々
- オリーブオイル…大さじ½

作り方

1. ボウルに材料をすべて入れて、全体を混ぜる。
2. 熱したフライパンで3分ほど炒める。

カロリー	食物繊維	糖質
240 kcal	4.7 g	13.9 g

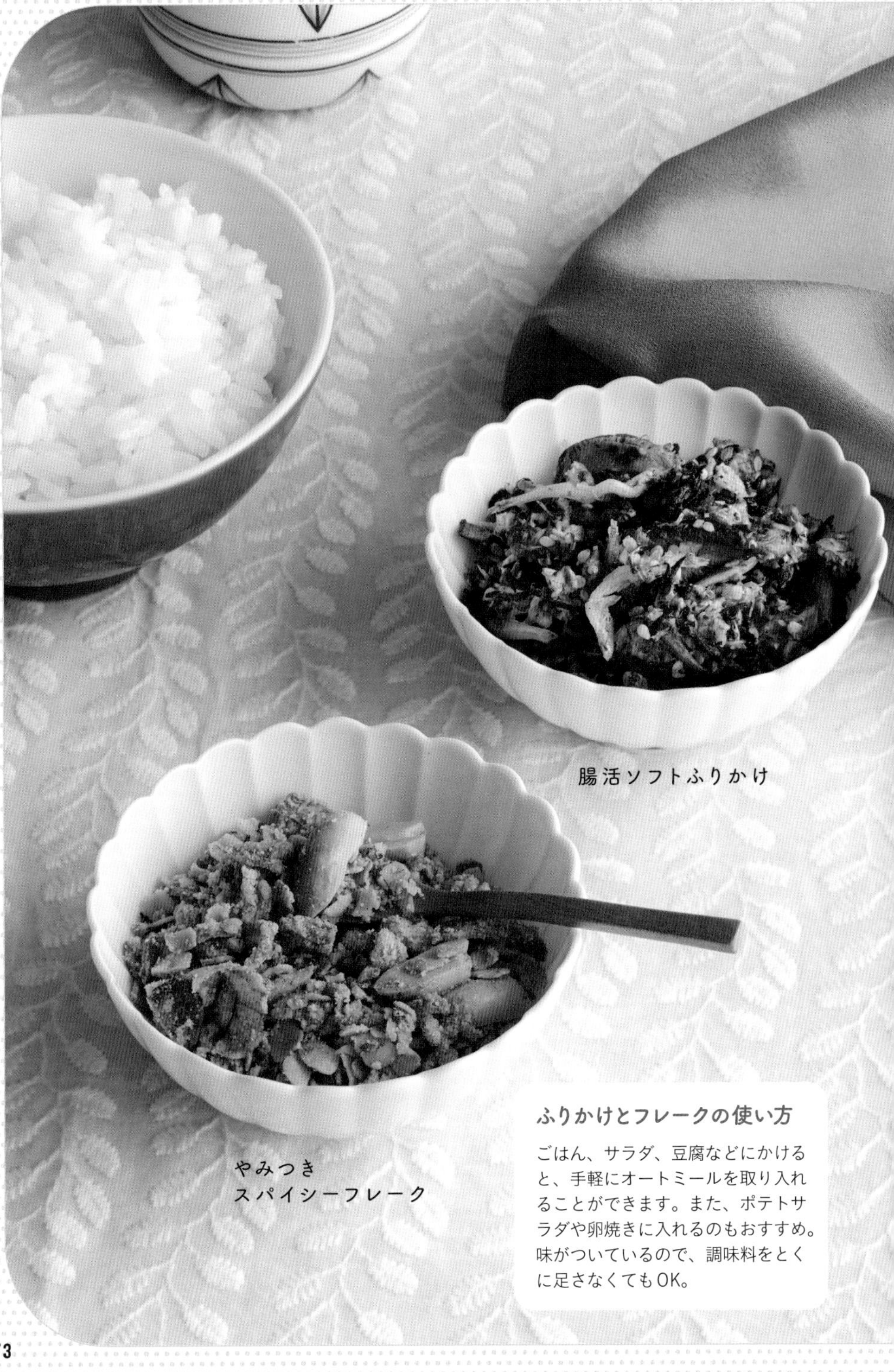

腸活ソフトふりかけ

やみつき
スパイシーフレーク

ふりかけとフレークの使い方

ごはん、サラダ、豆腐などにかけると、手軽にオートミールを取り入れることができます。また、ポテトサラダや卵焼きに入れるのもおすすめ。味がついているので、調味料をとくに足さなくてもOK。

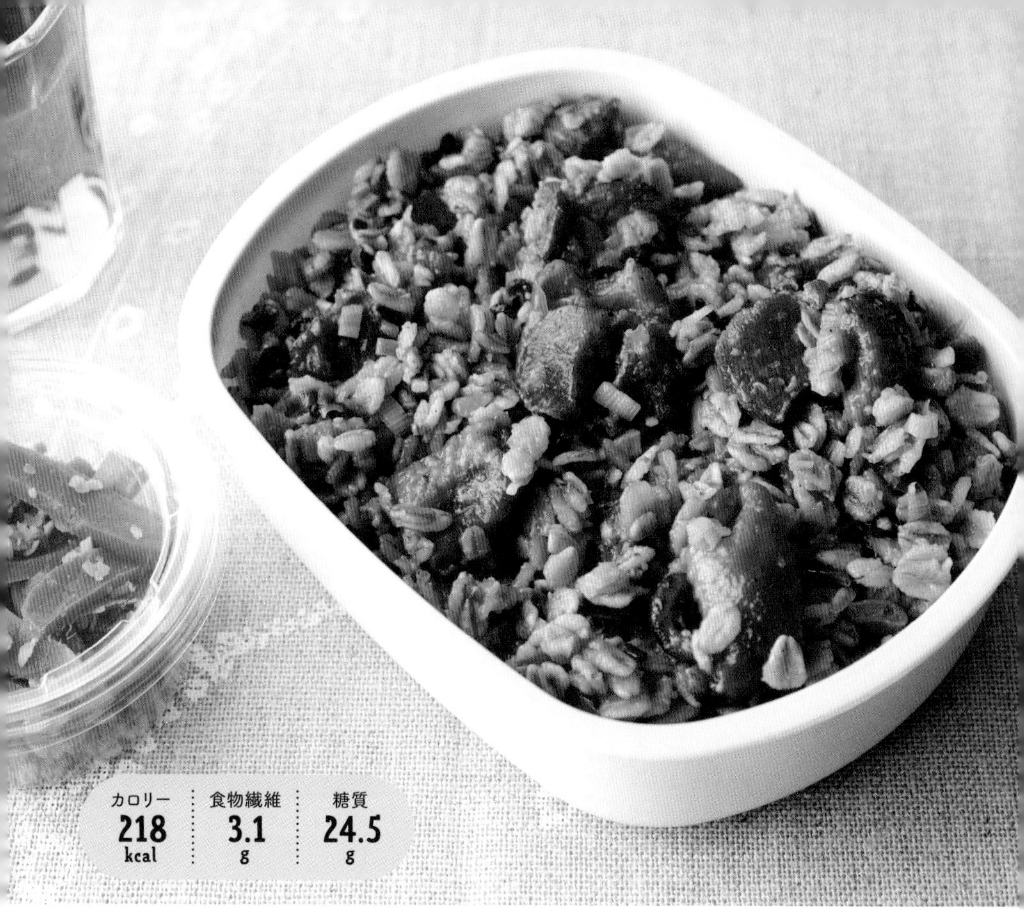
カロリー
218
kcal
食物繊維
3.1
g
糖質
24.5
g

鶏照り炊きこみごはん

焼き鳥の缶詰を使って、電子レンジのみの簡単調理

材料 (1人分)

オートミール(ロールドオーツ)… 30g
焼き鳥缶詰(たれ)… 1缶(75g)
小ねぎ(小口切り)… 10g
水… 大さじ1と½

作り方

1 耐熱ボウルに材料をすべて入れて全体を混ぜ、約1分なじませる。

2 ふんわりラップをして電子レンジで3分加熱する。全体を混ぜる。

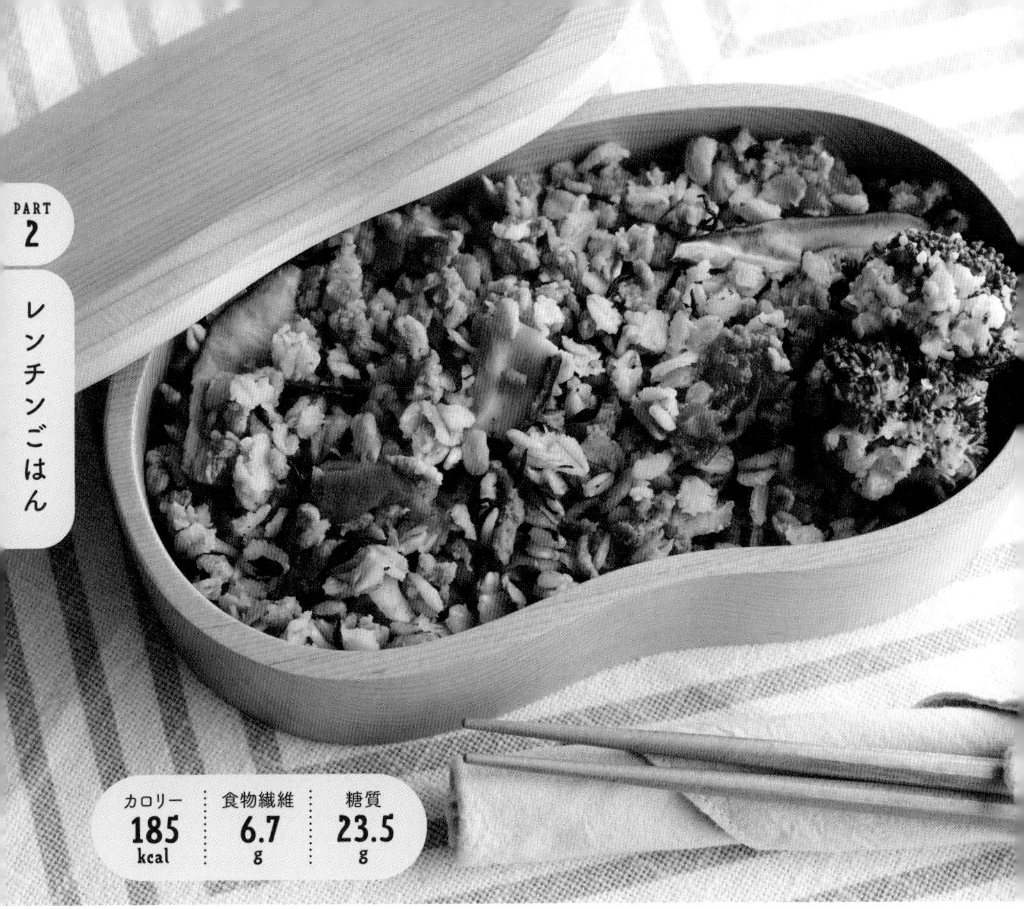

カロリー	食物繊維	糖質
185 kcal	6.7 g	23.5 g

ひじきと梅の炊きこみごはん

ふわっと梅の香りのする和風のごはん

材料（1人分）

- A
  - 乾燥ひじき…1g
  - 干ししいたけ（薄切りのもの）…3g
- B
  - オートミール（ロールドオーツ）…30g
  - 大豆ミート（乾燥ミンチタイプ）…10g
  - 和風だしの素（顆粒）…小さじ1/2
  - みりん…小さじ1
  - 水…50mℓ
- 梅干し（種をとり、ほぐす）…1個

※P119ブロッコリーの粉チーズ焼きを添えました。

作り方

1. Aを水（分量外）で戻す。
2. 耐熱ボウルに、**1**とBを入れ、約1分なじませる。
3. ふんわりラップをして電子レンジで3分加熱する。
4. 梅干しを加えて全体を混ぜる。

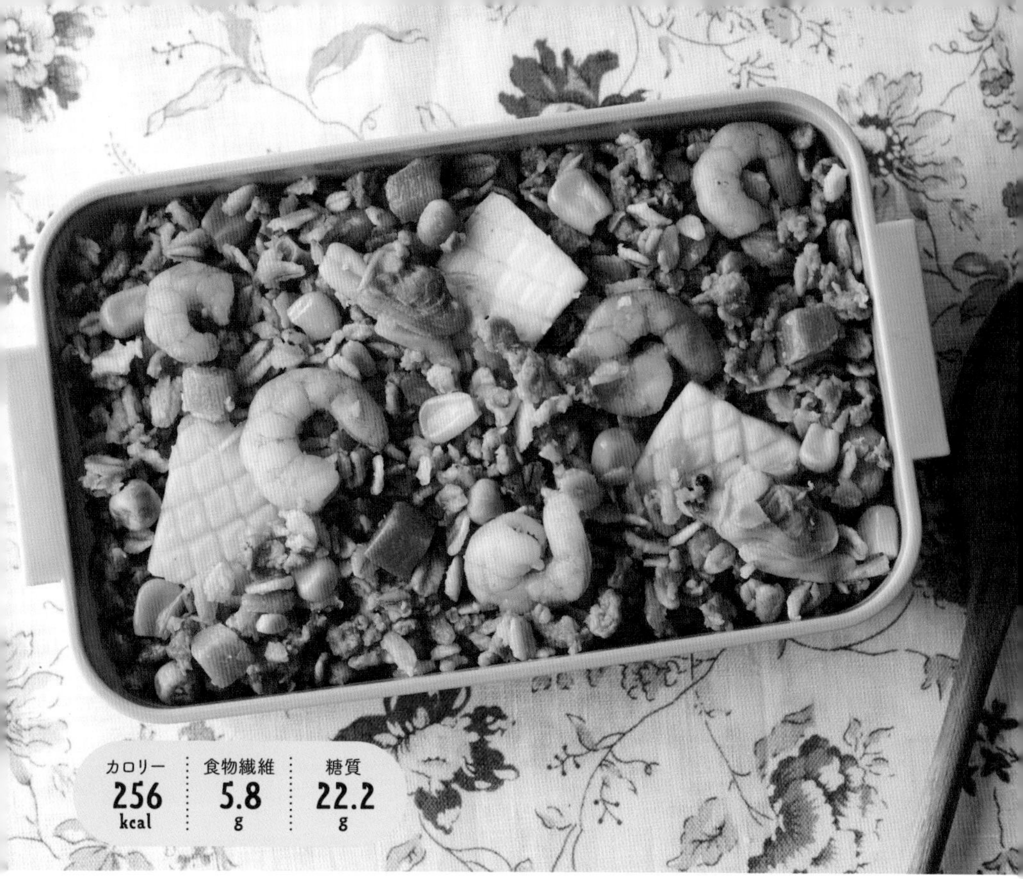
カロリー
256
kcal
食物繊維
5.8
g
糖質
22.2
g

えびピラフ

シーフードのうま味とバターのコクがおいしい

材料（1人分）

A
- オートミール（ロールドオーツ）… 30g
- 大豆ミート（乾燥ミンチタイプ）… 10g
- 冷凍シーフードミックス… 50g
- 冷凍ミックスベジタブル… 20g
- コンソメスープの素（顆粒）…小さじ1
- バター… 5g

水…大さじ2

作り方

1 耐熱ボウルにAを入れ、水大さじ1をまわしかける。

2 ふんわりラップをして電子レンジで2分加熱する。

3 全体を混ぜる。再び水大さじ1をまわしかける。

4 ふんわりラップをして電子レンジで2分加熱する。全体を混ぜる。

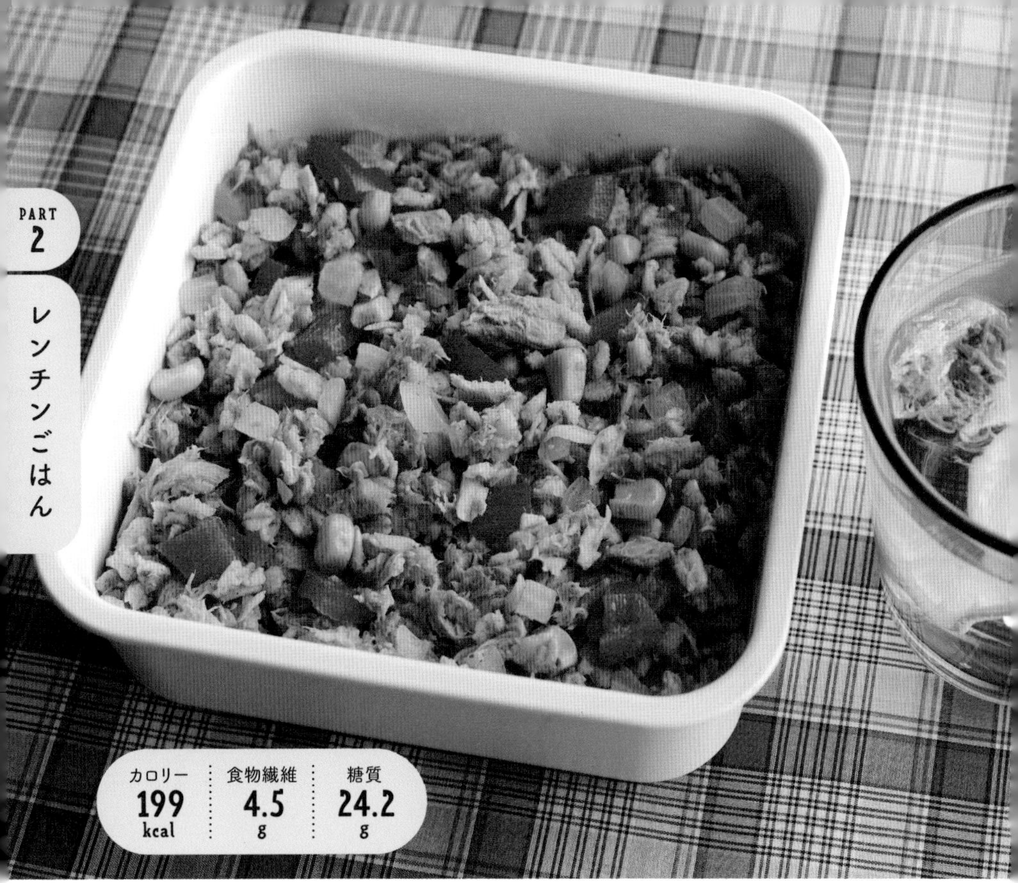

カロリー	食物繊維	糖質
199 kcal	4.5 g	24.2 g

ツナカレーピラフ

カレーの香りが食欲をそそる

材料 (1人分)

オートミール(ロールドオーツ)… 30g
玉ねぎ(粗みじん切り)… 20g
赤パプリカ(粗みじん切り)… 20g
コーン缶… 20g
カレー粉…小さじ½
コンソメスープの素(顆粒)…小さじ½
ツナ水煮缶(無塩)… 1缶(70g)
水…大さじ1

作り方

1 耐熱ボウルに材料をすべて入れて全体を混ぜ、約1分なじませる。

2 ふんわりラップをして電子レンジで4分加熱する。

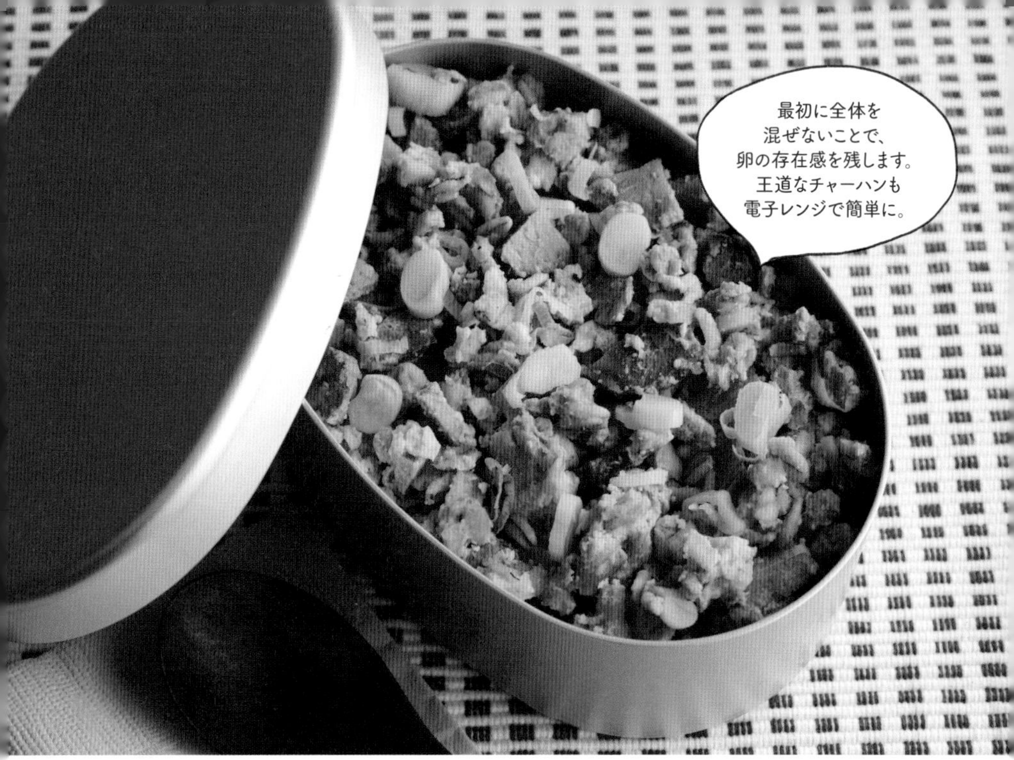
最初に全体を
混ぜないことで、
卵の存在感を残します。
王道なチャーハンも
電子レンジで簡単に。

ふっくら卵チャーハン

油を使わないのでヘルシーな仕上がり

カロリー	食物繊維	糖質
243 kcal	3.2 g	21.1 g

材料（1人分）

A
- オートミール（ロールドオーツ）…30g
- 水…大さじ2

B
- 焼豚（1cm角に切る）…20g
- 長ねぎ（薄い輪切り）…15g

卵…1個
しょうゆ…小さじ½
こしょう…少々

作り方

1 耐熱ボウルにAを入れ、軽くなじませる。

2 1をボウルの半分に寄せ、空いたスペース半分にBを入れる。残りのスペースに卵を割り入れて、他の具材を混ぜないように卵だけを溶く。

3 ふんわりラップをして電子レンジで2分加熱する。

4 全体を軽く混ぜ、再度ラップをして電子レンジで1分加熱する。

5 しょうゆ、こしょうを入れ、全体を軽く混ぜる。

PART

3

ライスバーガー

ごはんのようにしたオートミールを
しっかりと握って固めたバンズで、具材を挟むだけ。
オートミールの分量も少し多めなので、
ボリューム感もあり、お腹も満足。
具材は市販品でOKです。

ライスバーガー4種

焼肉

豆腐ハンバーグ

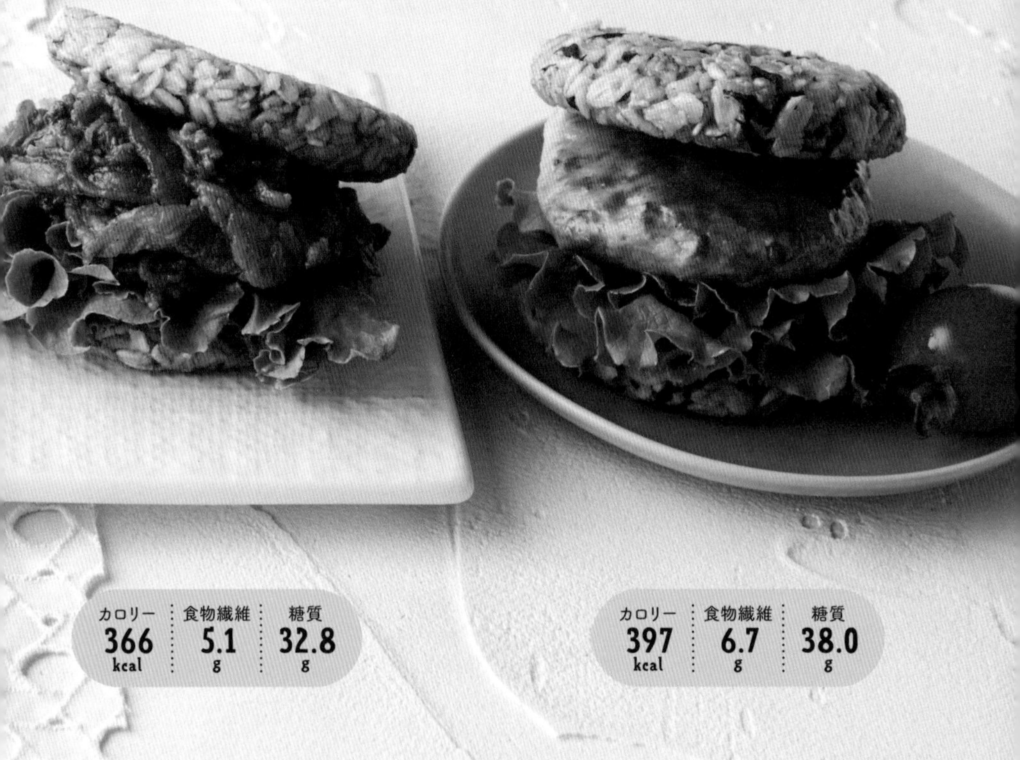

焼肉

カロリー	食物繊維	糖質
366 kcal	5.1 g	32.8 g

豆腐ハンバーグ

カロリー	食物繊維	糖質
397 kcal	6.7 g	38.0 g

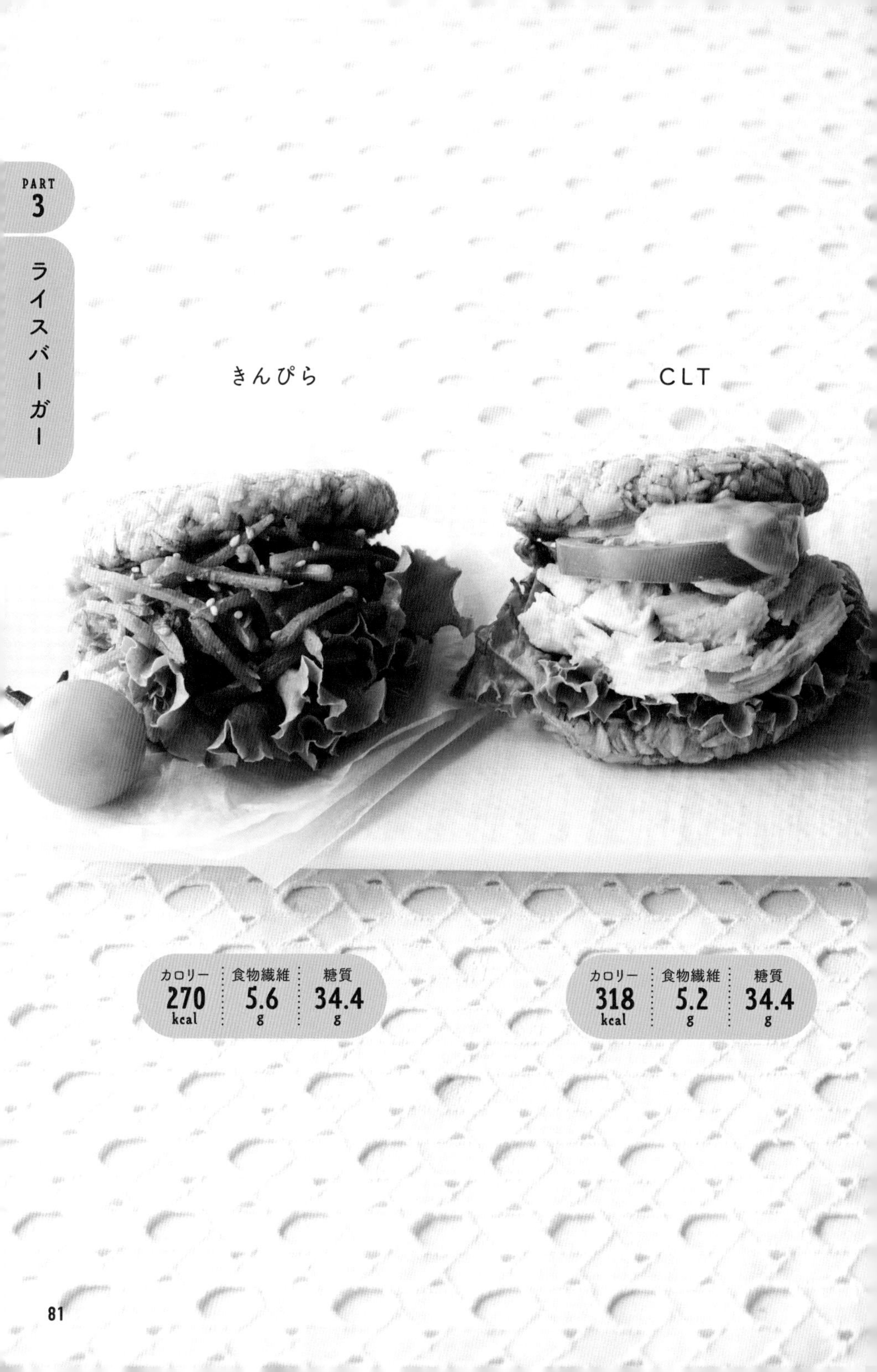

きんぴら

カロリー	食物繊維	糖質
270 kcal	5.6 g	34.4 g

CLT

カロリー	食物繊維	糖質
318 kcal	5.2 g	34.4 g

ライスバーガーのバンズの作り方

しっかりと握ることで崩れにくくなります。
本書では、ロールドオーツで作ることをおすすめしています。

作り方

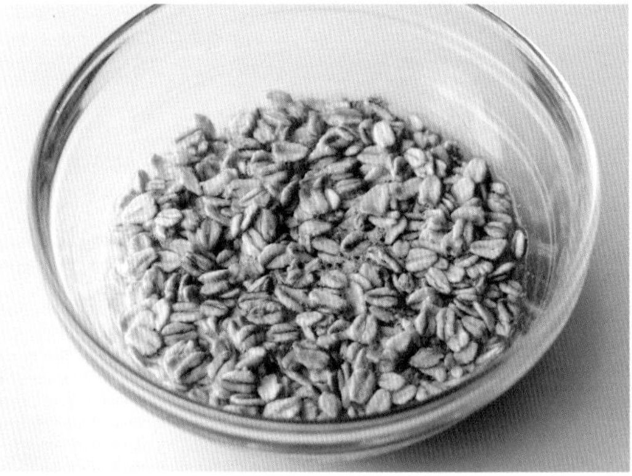

1

深めの耐熱容器にオートミール50ｇと水80㎖を入れ、約30秒なじませる。電子レンジで1分30秒加熱する。

※ひじきを入れる場合には、なじませる段階で入れる。白ごま、七味は、加熱後に入れる。

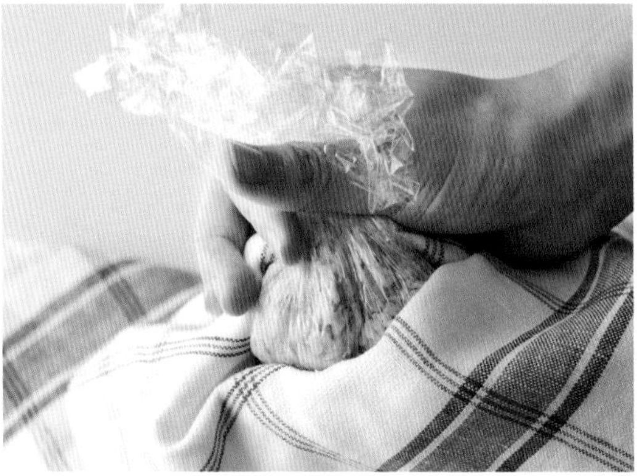

2

取り出したら半量にわける。それぞれをラップで丸く包み、熱いので布巾でくるんで、しっかりと握る。

※やけどに注意してください。

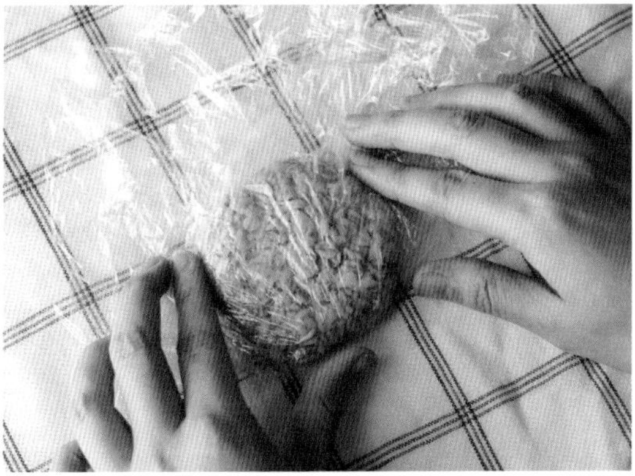

3

ラップの上から押さえながら、厚さ約1cmのまるいバンズ状にする。ラップに包んだまま冷蔵庫で1時間以上冷やす（このタイミングで冷凍保存も可能）。

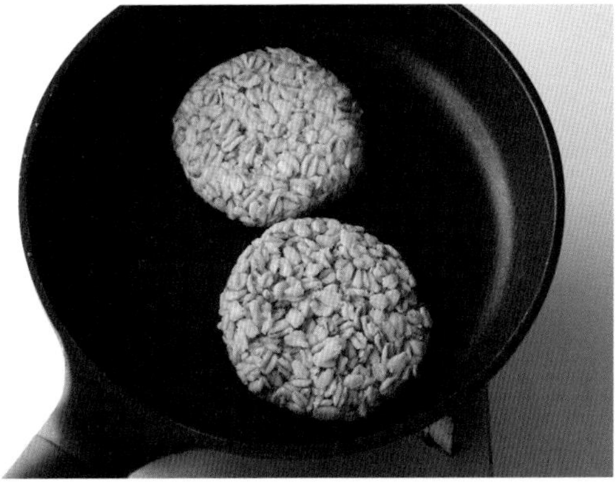

4

熱したフライパンに薄く油をひき、バンズの両面がカリッとするまで焼く。

具材は
お好みでOK!

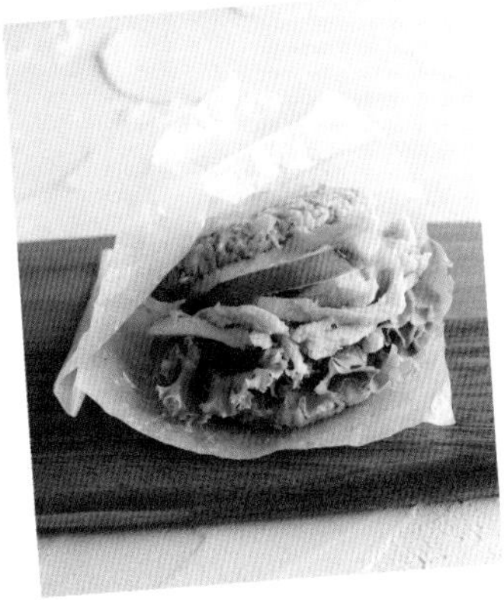

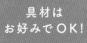

ライスバーガーに挟む具材は、市販のおかずにすれば、とっても簡単。本書で紹介するレシピ以外のものでおすすめなのは、かき揚げ、ハンバーグ、厚焼き卵、つくねと目玉焼きなど。スーパーやコンビニのお総菜、さまざまな種類の冷凍食品から、お好みのものを選んでみてください。

ライスバーガー（豆腐ハンバーグ）

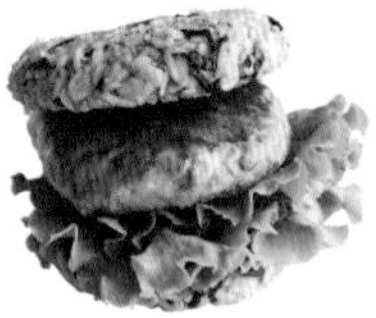

しょうがが香るたれと豆腐ハンバーグがマッチ

材料 （1人分）

【バンズ】

オートミール（ロールドオーツ）…50g
水…80mℓ
白いりごま…適量
乾燥ひじき…1g
サラダ油…適量

【具材】

豆腐ハンバーグ…1個
リーフレタス…適量

【しょうがしょうゆたれ】

しょうゆ…小さじ1/2
砂糖…小さじ1/2
しょうがチューブ…小さじ1/2

作り方

1 バンズを作る（P82参照）。

2 たれの材料を混ぜ合わせておく。

3 バンズの粗熱がとれたら、片面ずつたれを塗り、具材を挟む。

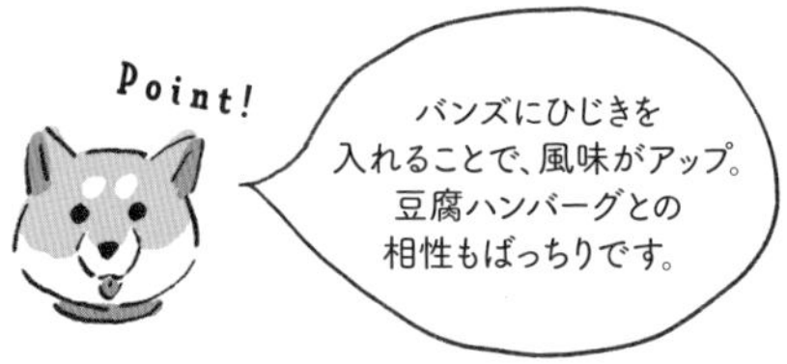
Point!
バンズにひじきを入れることで、風味がアップ。豆腐ハンバーグとの相性もばっちりです。

ライスバーガー（焼肉）

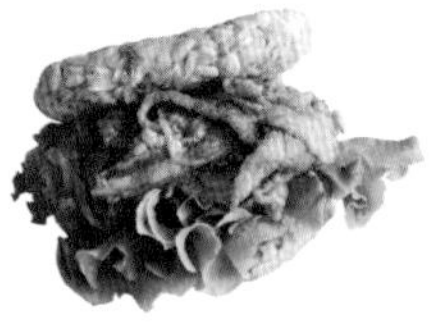

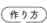

まるで焼肉丼のような一品

材料 （1人分）

【バンズ】

オートミール（ロールドオーツ）…50g
水…80mℓ
白いりごま…適量
七味唐辛子…適量
サラダ油…適量

【具材】

焼肉…適量
リーフレタス…適量

作り方

1 バンズを作る（P82参照）。

2 バンズの粗熱がとれたら、具材を挟む。

ライスバーガー（CLT）

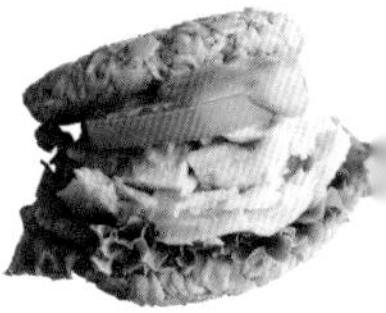

チキン、レタス、トマトでCLT

材料 (1人分)

【バンズ】
オートミール（ロールドオーツ）…50g
水…80mℓ
白いりごま…適量
サラダ油…適量

【具材】
サラダチキン（ほぐしておく）…適量
トマト（輪切り）…1枚
リーフレタス…適量

【簡単オーロラソース】
マヨネーズ…小さじ2
トマトケチャップ…小さじ1
中濃ソース…小さじ½

作り方

1 バンズを作る（P82参照）。
2 ソースの材料を混ぜ合わせておく。
3 バンズの粗熱がとれたら、片面ずつオーロラソースを塗り、具材を挟む。

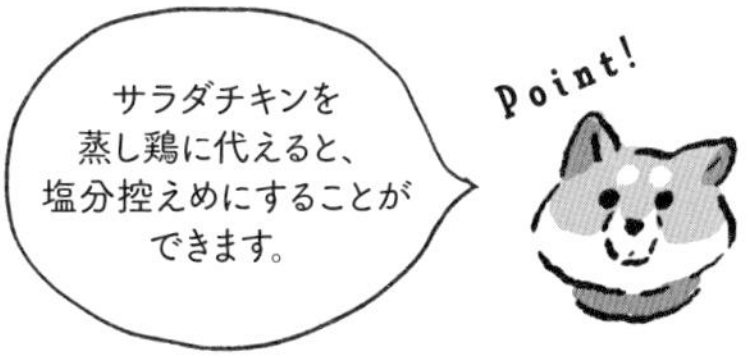

ライスバーガー（きんぴら）

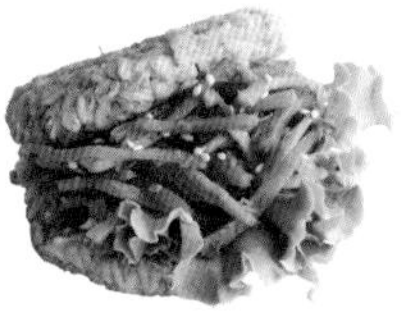

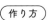

きんぴらの甘みとマヨネーズが合う

材料 (1人分)

【バンズ】
オートミール（ロールドオーツ）…50g
水…80mℓ
白いりごま…適量
サラダ油…適量

【具材】
きんぴらごぼう…適量
マヨネーズ…適量
リーフレタス…適量

作り方

1 バンズを作る（P82参照）。
2 バンズの粗熱がとれたら、具材を挟む。

COLUMN

炊きこみごはん、ピラフなどをおにぎりにする

オートミールもおにぎりにすることができます。ぎゅっと握れば、そのままお弁当として持っていけます。

本書のレシピのレンチンごはん5品（P74〜78）は、できたてをおにぎりにしやすい一品。白米と違ってやや粘り気が少ないので、握るときには、ラップに包んでしっかりと握りましょう。できたては熱々なので、布巾などの上から握るといいかもしれません。海苔を巻いて崩れ防止にしてもいいでしょう。お弁当箱に入れたり、ラップに包んだまま持っていけます。前日に握っておいて、冷蔵庫に入れておけば、当日そのままバッグに入れるだけ。また、おにぎりにして冷凍保存も可能。作り置きして冷凍しておけば、お弁当に持っていくのはもっと簡単。電子レンジで解凍するだけです。

レンチンごはんには、たんぱく質、野菜も入っていますが、おかずやサラダ、スープなどをプラスしてバランスのよいランチセットにするのもおすすめです。

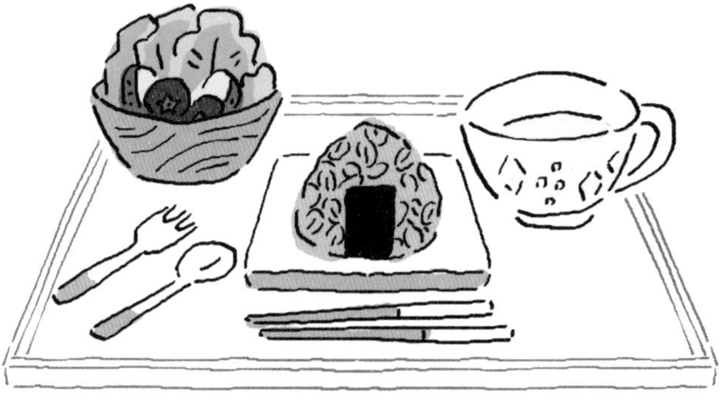

PART

4

サラダ・冷製スープ

スープジャーを使えば、保冷が効くので、
サラダ、冷製スープもお弁当に。
サラダは、食べる前にスープジャーごとよく振ると
ドレッシングがなじみます。
冷たい場合でもおいしく食べられるように
大豆ミートと混ぜたソイミートオーツ、
冷やし固めたオートミールキューブを使います。
肉や野菜が入っていて一食完結なサラダです。

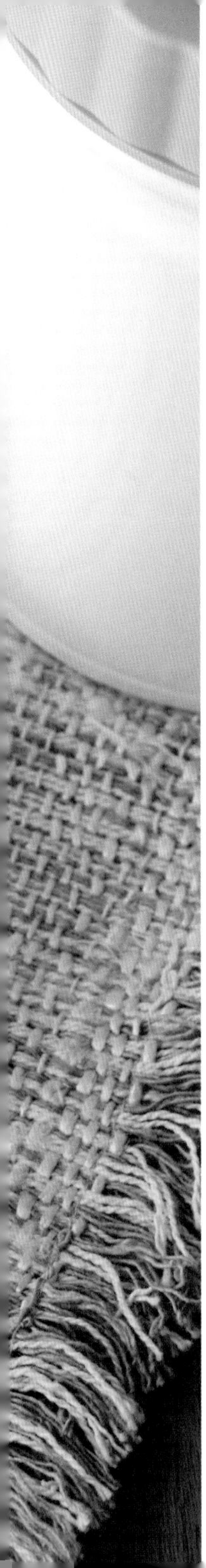

チョップドサラダ

具だくさんでカラフルで食べ応えがあるサラダ

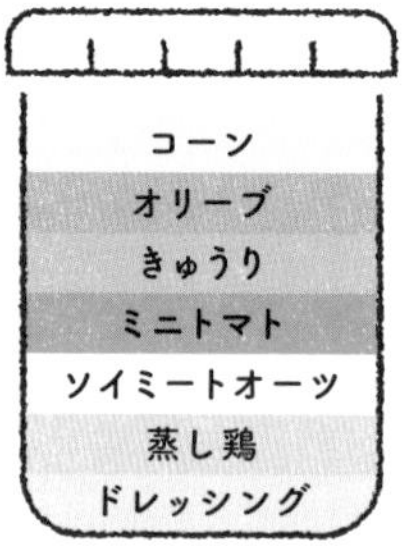

材料（1人分）

ドレッシング（混ぜておく）

マヨネーズ…大さじ½
トマトケチャップ…大さじ½
にんにくチューブ…小さじ½
はちみつ…小さじ½
レモン汁…小さじ1

蒸し鶏

鶏むね肉（小さめの一口大に切る）…50g
酒…小さじ1

ソイミートオーツ（P24参照）…1食分
ミニトマト（半分に切る）…4個
きゅうり（1㎝角に切る）…60g
黒オリーブ（輪切り）…15g
コーン缶…30g

作り方

1 蒸し鶏を作る。耐熱容器に鶏肉を入れ、酒をふり、フォークなどで全体を刺し、ふんわりラップをする。電子レンジで1分加熱する。粗熱をとり、冷蔵庫で冷やしておく。

2 スープジャーにたっぷりの氷水（分量外）を入れ、フタをして3分ほど予冷する。

3 氷水を捨て、ドレッシング、蒸し鶏、ソイミートオーツ、ミニトマト、きゅうり、オリーブ、コーンの順に入れる。

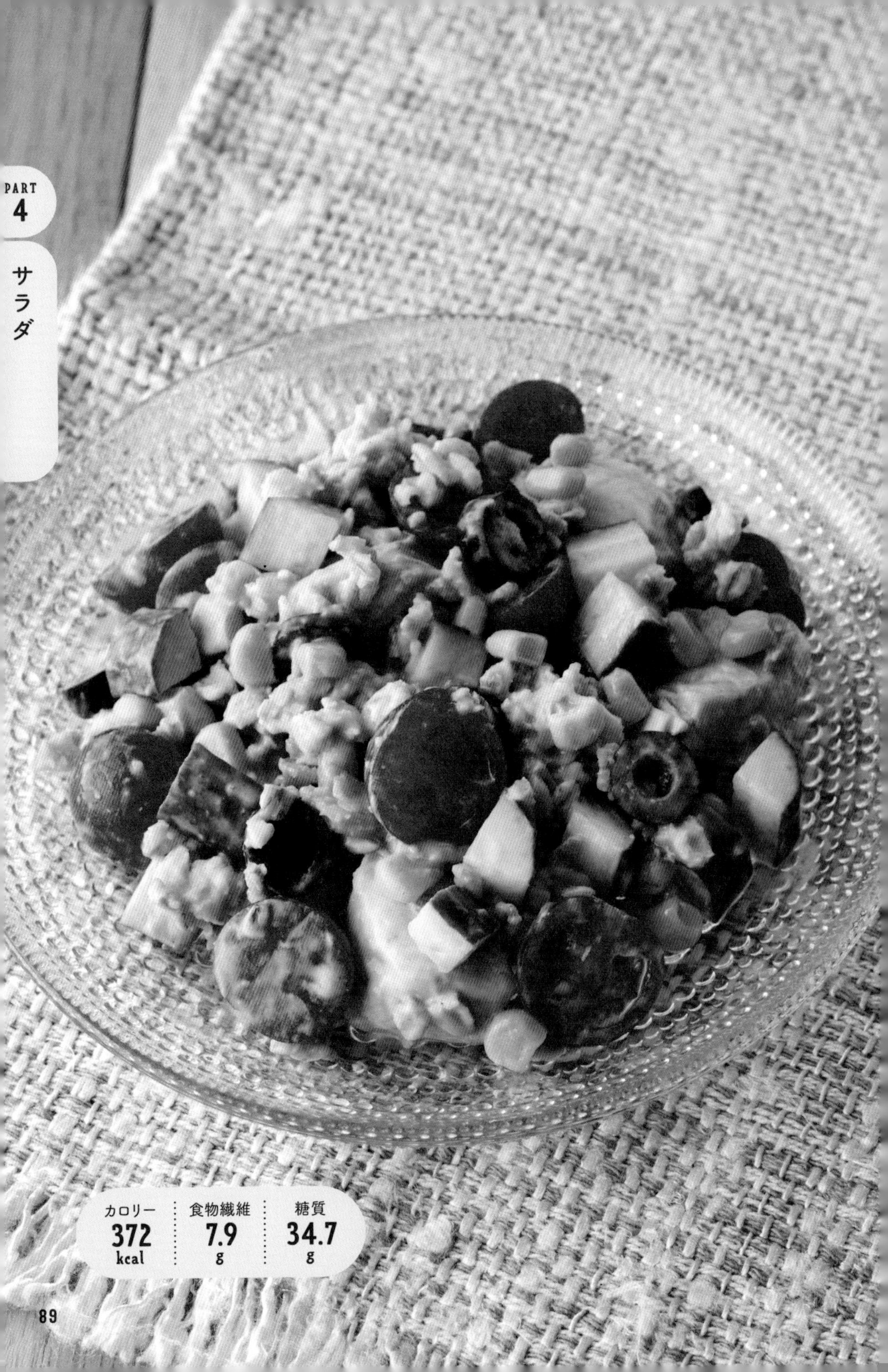

カロリー	食物繊維	糖質
372 kcal	7.9 g	34.7 g

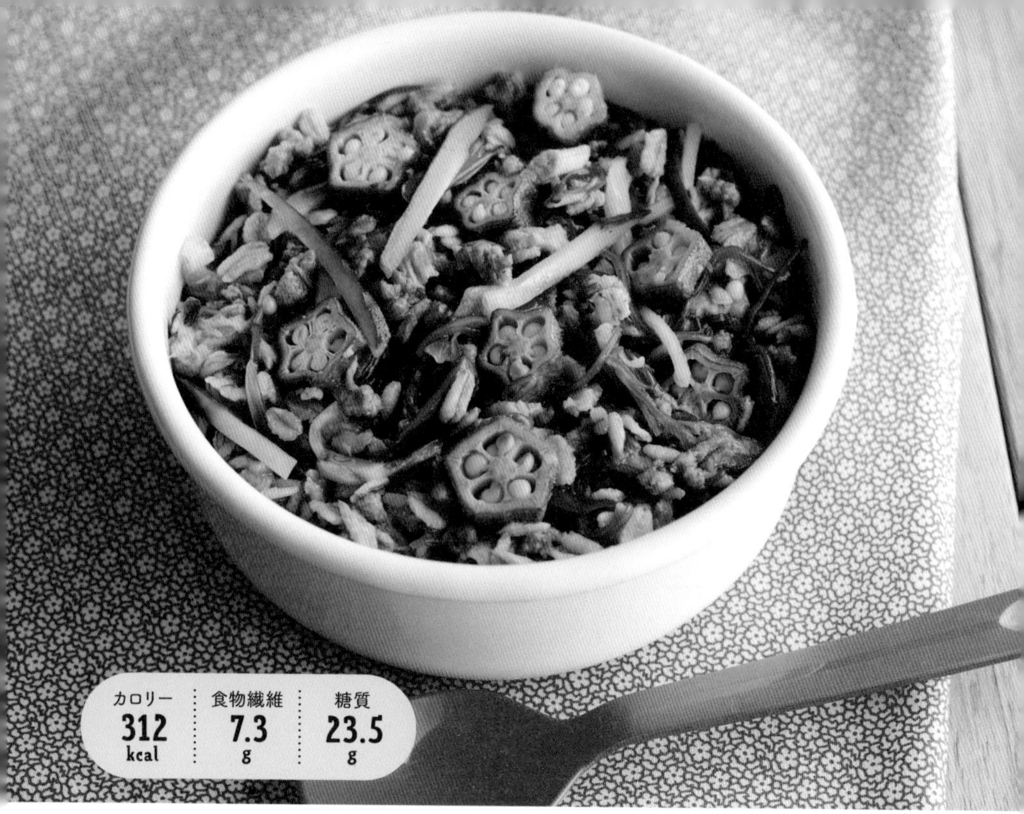
カロリー
312
kcal
食物繊維
7.3
g
糖質
23.5
g

ツナとめかぶの和風サラダ

オクラは胃腸をととのえる働きがある

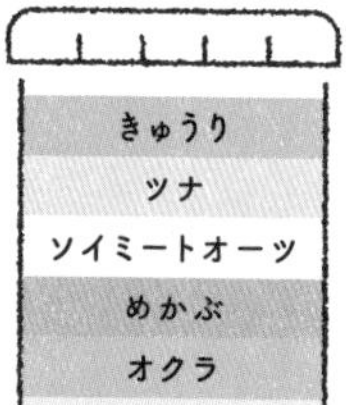

材料（1人分）

ドレッシング（混ぜておく）

- 砂糖…小さじ1
- しょうゆ…小さじ1
- 酢…小さじ1/2
- しょうがチューブ…小さじ1/2
- ごま油…小さじ2

ソイミートオーツ（P24参照）…1食分
オクラ（板ずりをし、輪切り）…2本
めかぶ…40g
ツナ水煮缶（無塩）…1缶（70g）
きゅうり（短めのせん切り）…20g

作り方

1 スープジャーにたっぷりの氷水（分量外）を入れ、フタをして3分ほど予冷する。

2 氷水を捨て、ドレッシング、オクラ、めかぶ、ソイミートオーツ、ツナ、きゅうりの順に入れる。

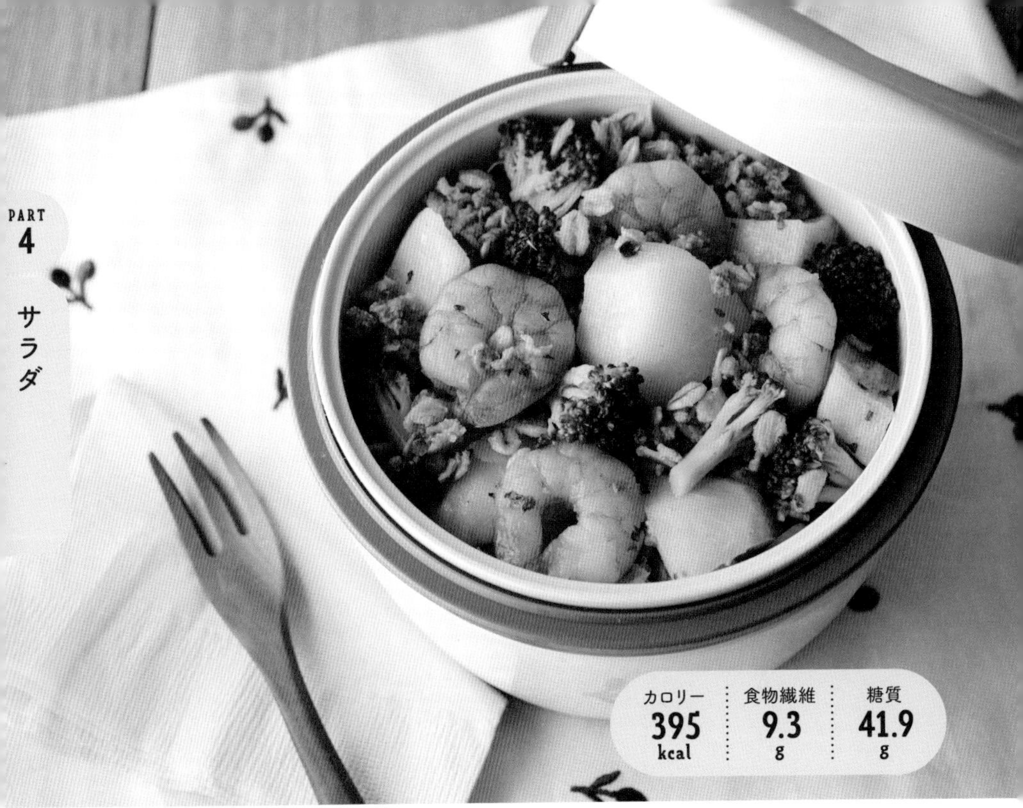

カロリー	食物繊維	糖質
395 kcal	9.3 g	41.9 g

えびとじゃがいものバジルサラダ

バジルとにんにくで、スパイシーな風味

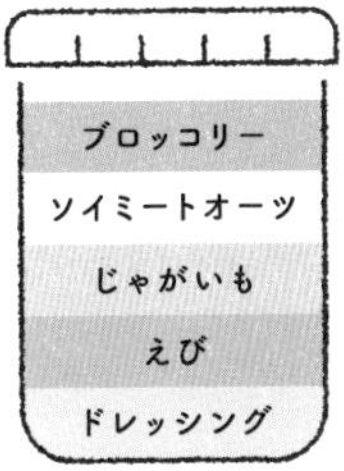

材料 (1人分)

ドレッシング(混ぜておく)

- 乾燥バジル…小さじ1
- 塩…小さじ1/3
- カレー粉…少々
- にんにくチューブ…小さじ1/2
- レモン汁…小さじ2
- オリーブオイル…小さじ2

ソイミートオーツ(P24参照)…1食分
蒸しえび…小6尾
じゃがいも(小さめの一口大に切る)…120g
ブロッコリー(茹でて、粗みじん切り)…40g

作り方

1. 耐熱ボウルにじゃがいもを入れ、ふんわりラップをして電子レンジで3分加熱する。冷蔵庫でブロッコリーとともに冷やしておく。
2. スープジャーにたっぷりの氷水(分量外)を入れ、フタをして3分ほど予冷する。
3. 氷水を捨て、ドレッシング、えび、じゃがいも、ソイミートオーツ、ブロッコリーの順に入れる。

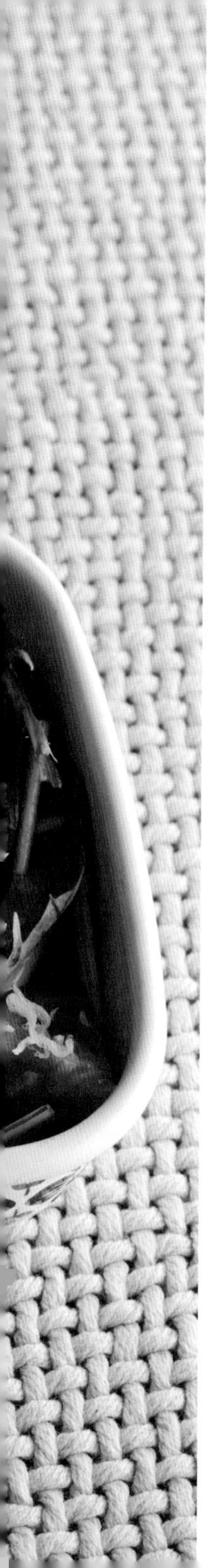

トマトとじゃこのオリーブじょうゆ

オリーブオイルとしょうゆは意外に合う

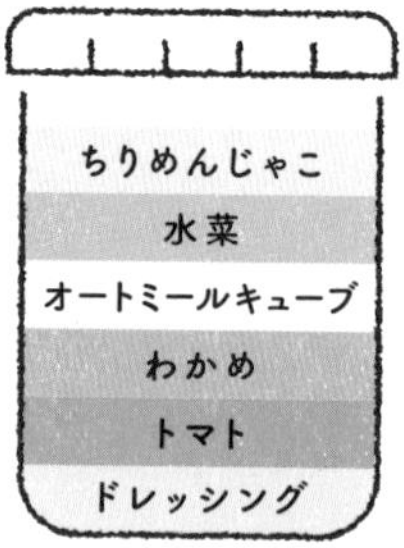

材料（1人分）

ドレッシング（混ぜておく）

- 砂糖…大さじ½
- 酢…小さじ1
- しょうゆ…小さじ1
- 塩…少々
- オリーブオイル…小さじ2

オートミールキューブ（P25参照）…1食分
トマト（一口大に切る）…1個（120g）
乾燥わかめ…2g
水菜（3㎝長さに切る）…20g
ちりめんじゃこ…10g

作り方

1 スープジャーにたっぷりの氷水（分量外）を入れ、フタをして3分ほど予冷する。わかめを水で戻しておく。

2 氷水を捨て、ドレッシング、トマト、わかめ、オートミールキューブ、水菜、ちりめんじゃこの順に入れる。

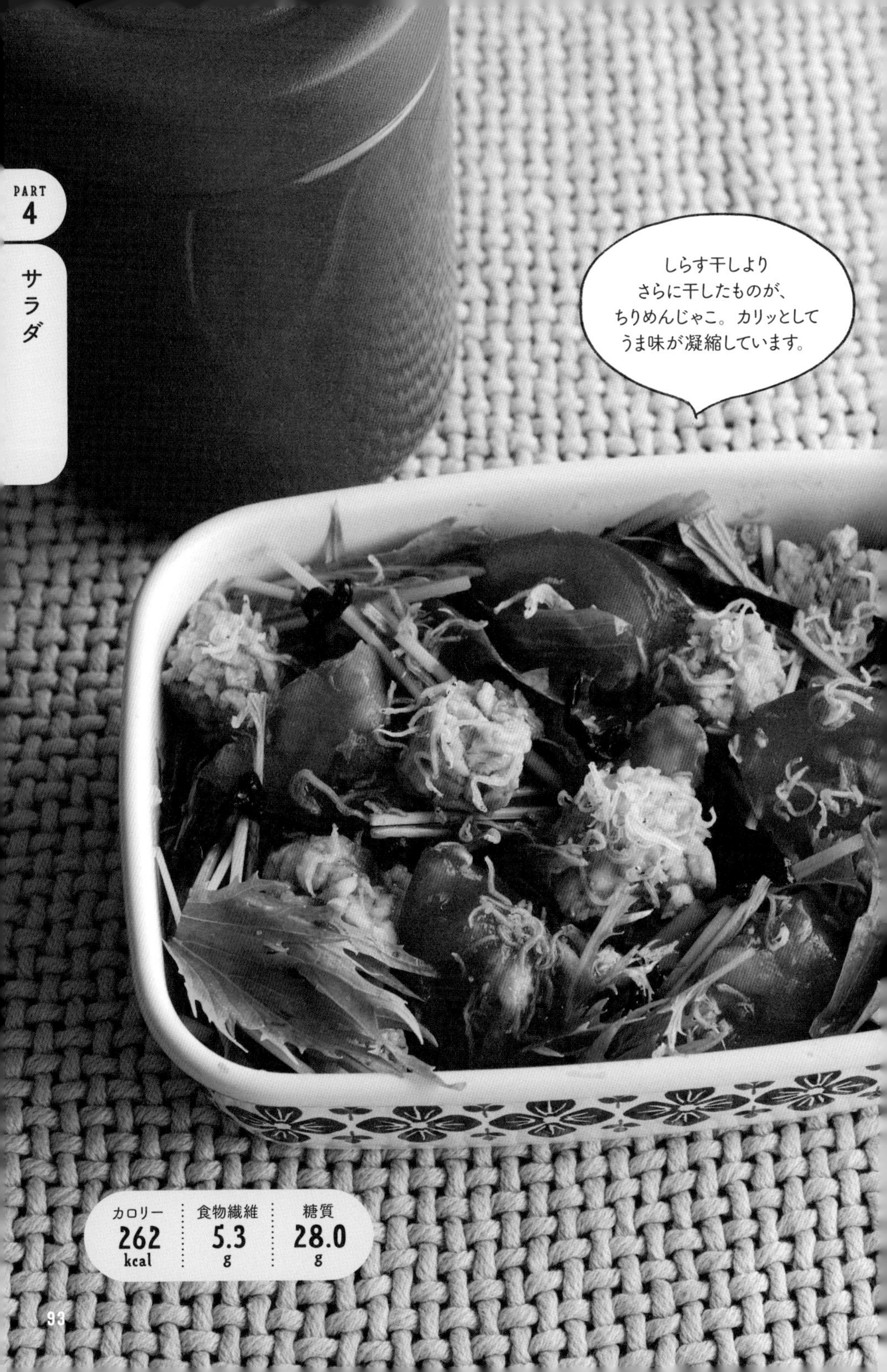

しらす干しより
さらに干したものが、
ちりめんじゃこ。カリッとして
うま味が凝縮しています。

カロリー	食物繊維	糖質
262 kcal	5.3 g	28.0 g

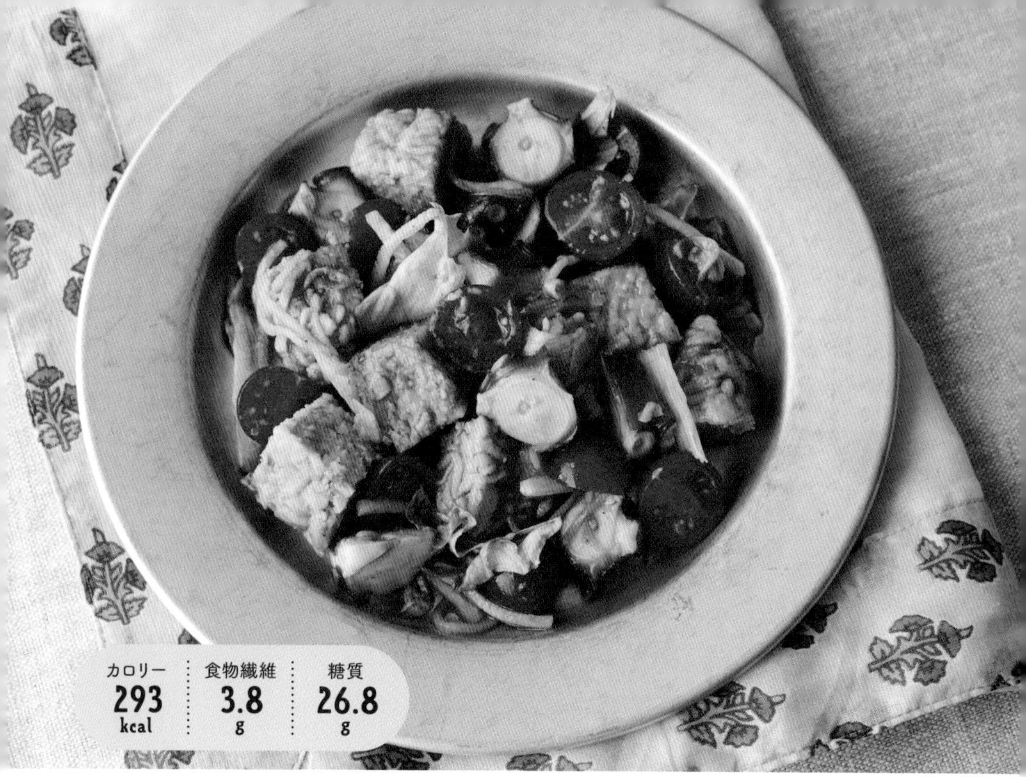

カロリー	食物繊維	糖質
293 kcal	3.8 g	26.8 g

韓国風コチュジャンサラダ

たこは高たんぱく、低カロリーでダイエット向け

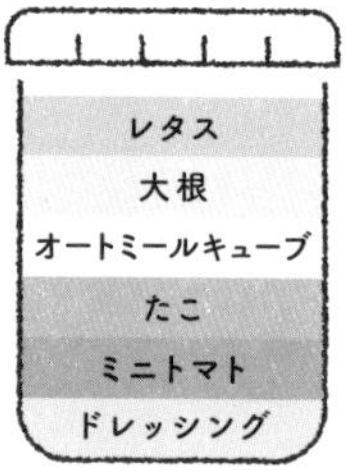

材料 (1人分)

ドレッシング (混ぜておく)

砂糖…小さじ1
酢…小さじ1
しょうゆ…小さじ1
ごま油…小さじ2
コチュジャン…小さじ1

オートミールキューブ (P25参照)…1食分
ミニトマト (半分に切る)…4個
蒸したこ (一口大に切る)…60g
大根 (せん切り)…20g
レタス (一口大にちぎる)…10g

作り方

1 スープジャーにたっぷりの氷水(分量外)を入れ、フタをして3分ほど予冷する。

2 氷水を捨て、ドレッシング、ミニトマト、たこ、オートミールキューブ、大根、レタスの順に入れる。

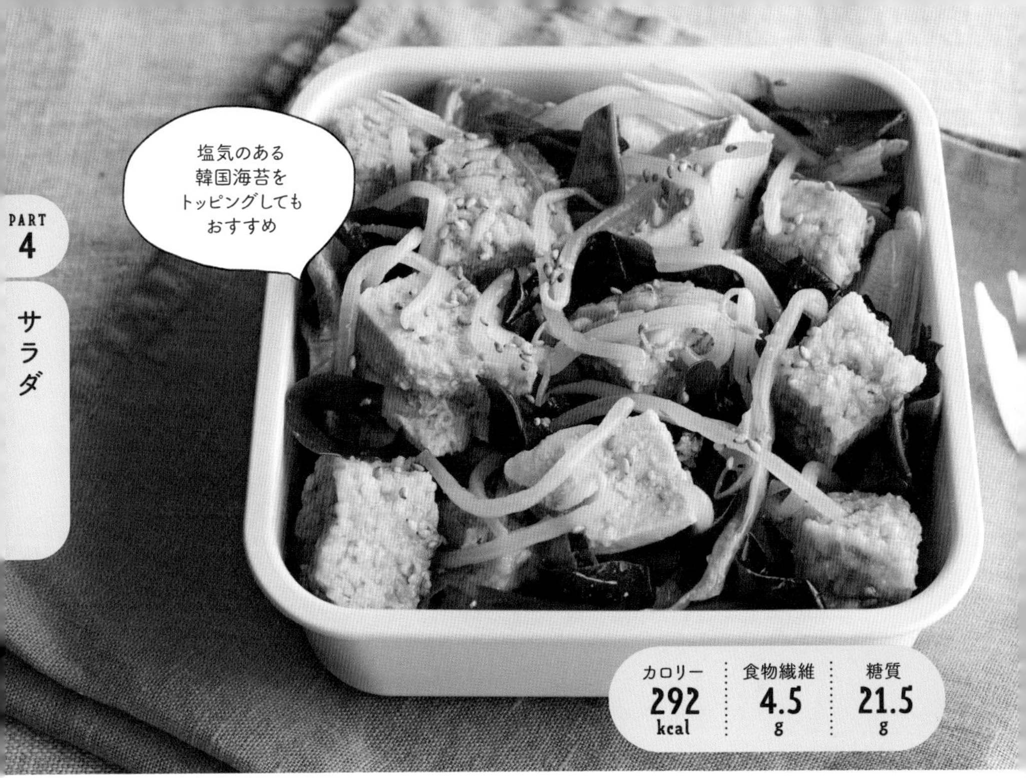
塩気のある
韓国海苔を
トッピングしても
おすすめ

カロリー	食物繊維	糖質
292 kcal	4.5 g	21.5 g

塩だれチョレギサラダ

にんにくとごま油のいい香りと、少し甘みのある味付け

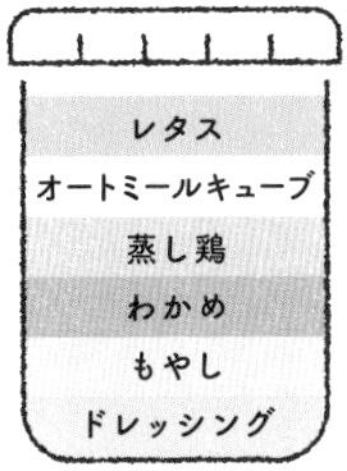
レタス
オートミールキューブ
蒸し鶏
わかめ
もやし
ドレッシング

材料（1人分）

ドレッシング（混ぜておく）

- 砂糖…小さじ1/2
- 塩…小さじ1/3
- 酢…小さじ1
- ごま油…小さじ2
- にんにくチューブ…小さじ1/2
- 白ごま…小さじ1/2

オートミールキューブ（P25参照）…1食分
もやし…30g
乾燥わかめ…2g
蒸し鶏…50g
※チョップドサラダの手順1参照（P88）
レタス（一口大にちぎる）…30g

作り方

1. もやしは、耐熱容器に入れ、電子レンジで1分加熱する。冷蔵庫で冷やしておく。
2. スープジャーにたっぷりの氷水（分量外）を入れ、フタをして3分ほど予冷する。わかめを水で戻しておく。
3. 氷水を捨て、ドレッシング、もやし、わかめ、蒸し鶏、オートミールキューブ、レタスの順に入れる。

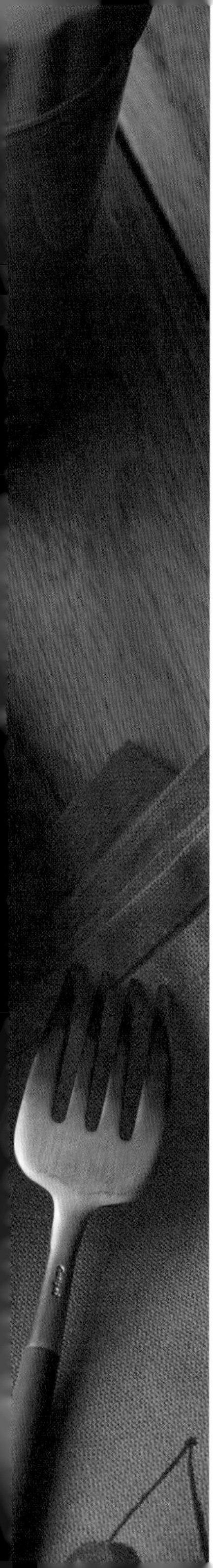

蒸し鶏の中華風サラダ

甘酸っぱい中華風のごまドレッシング

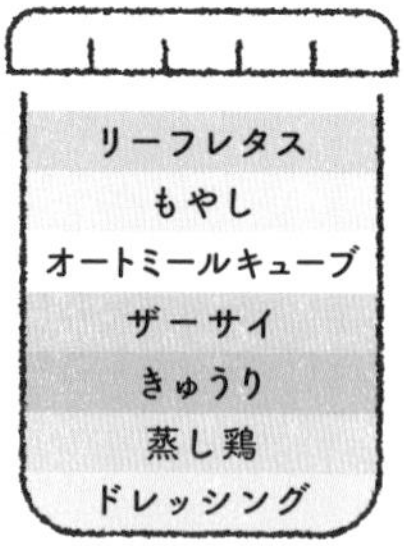

材料（1人分）

ドレッシング（混ぜておく）
- 砂糖…小さじ1
- 酢…小さじ1
- しょうゆ…小さじ½
- ごま油…小さじ1
- 白すりごま…小さじ2
- 牛乳…小さじ2

オートミールキューブ（P25参照）… 1食分
蒸し鶏… 50g
※チョップドサラダ手順1参照（P88）
きゅうり（せん切り）… 50g
ザーサイ（せん切り）… 15g
もやし… 30g
リーフレタス… 10g

作り方

1 もやしは、耐熱容器に入れ、電子レンジで1分加熱する。冷蔵庫で冷やしておく。

2 スープジャーにたっぷりの氷水（分量外）を入れ、フタをして3分ほど予冷する。

3 氷水を捨て、ドレッシング、蒸し鶏、きゅうり、ザーサイ、オートミールキューブ、もやし、リーフレタスの順に入れる。

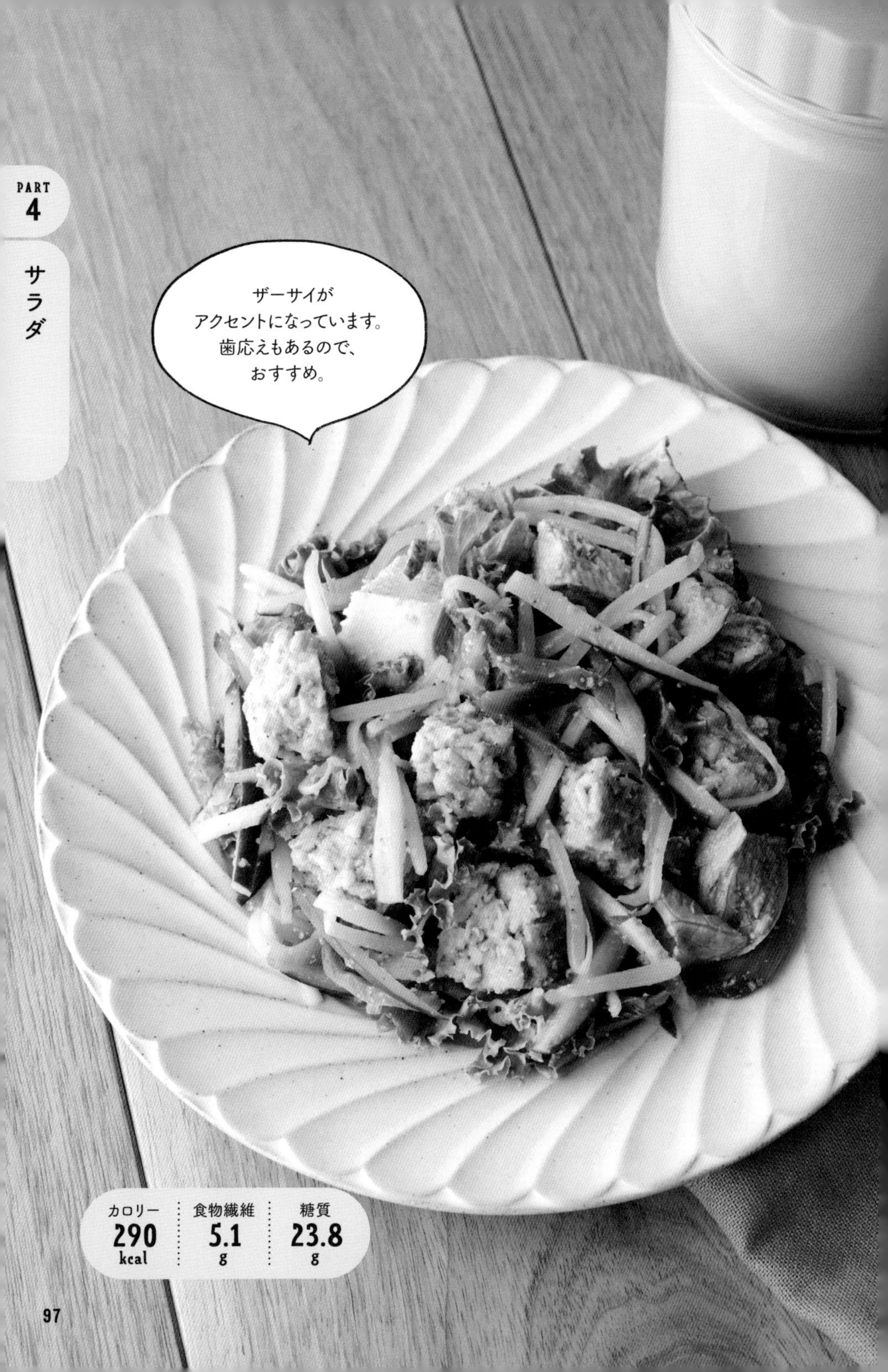

ザーサイが
アクセントになっています。
歯応えもあるので、
おすすめ。

カロリー	食物繊維	糖質
290 kcal	5.1 g	23.8 g

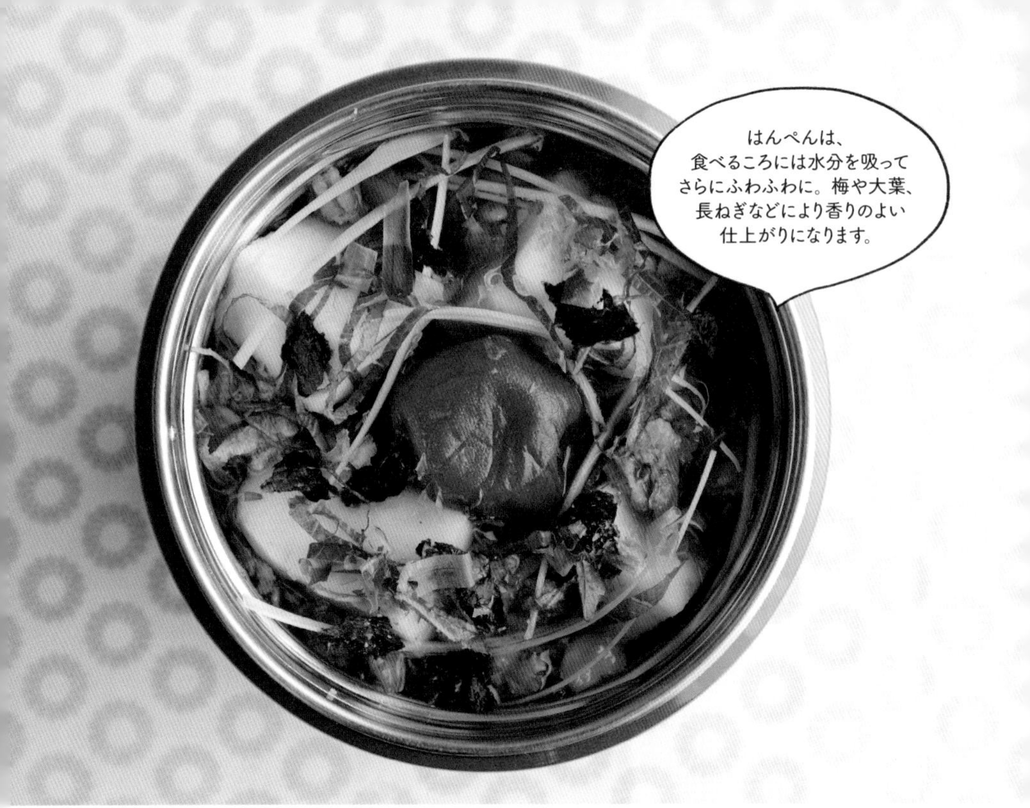
はんぺんは、
食べるころには水分を吸って
さらにふわふわに。梅や大葉、
長ねぎなどにより香りのよい
仕上がりになります。

冷やし梅しそスープ

梅と大葉でさわやかな夏向きのさっぱりスープ

材料（1人分）

ソイミートオーツ（P24参照）… 1食分
梅干し（種をとる）… 1個
長ねぎ（せん切り）… 10g
大葉（せん切り）… 2枚
はんぺん（一口大に切る）… 1枚（80g）
昆布茶…小さじ½
削り節…ひとつまみ
海苔（手でちぎる）…適量
冷水… 200㎖
氷… 2個

作り方

1 スープジャーに氷水（分量外）を入れ、フタをして3分ほど予冷する。

2 スープジャーの氷水を捨て、すべての材料を入れる。

カロリー	食物繊維	糖質
247 kcal	5.8 g	29.4 g

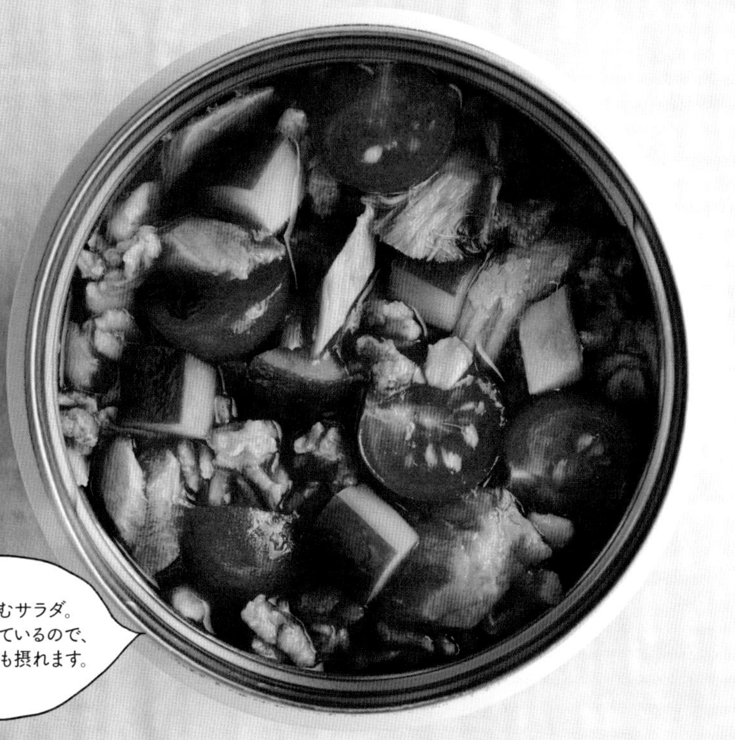
まるで飲むサラダ。
ツナが入っているので、
たんぱく質も摂れます。

冷製トマトスープ

トマトをしっかり感じる夏野菜のスープ

材料（1人分）

ソイミートオーツ…（P24参照）…1食分
ミニトマト（半分に切る）…3個
きゅうり（1cm大角切り）…30g
ツナ水煮缶（無塩）…1缶（70g）
オリーブオイル…小さじ1/2
酢…小さじ1/2
コンソメスープの素（顆粒）…小さじ1/2
塩…少々
こしょう…少々
トマトジュース（無塩）…100mℓ
冷水…100mℓ
氷…2個

作り方

1 スープジャーに氷水（分量外）を入れ、フタをして3分ほど予冷する。

2 スープジャーの氷水を捨て、すべての材料を入れる。

カロリー	食物繊維	糖質
261 kcal	6.0 g	25.8 g

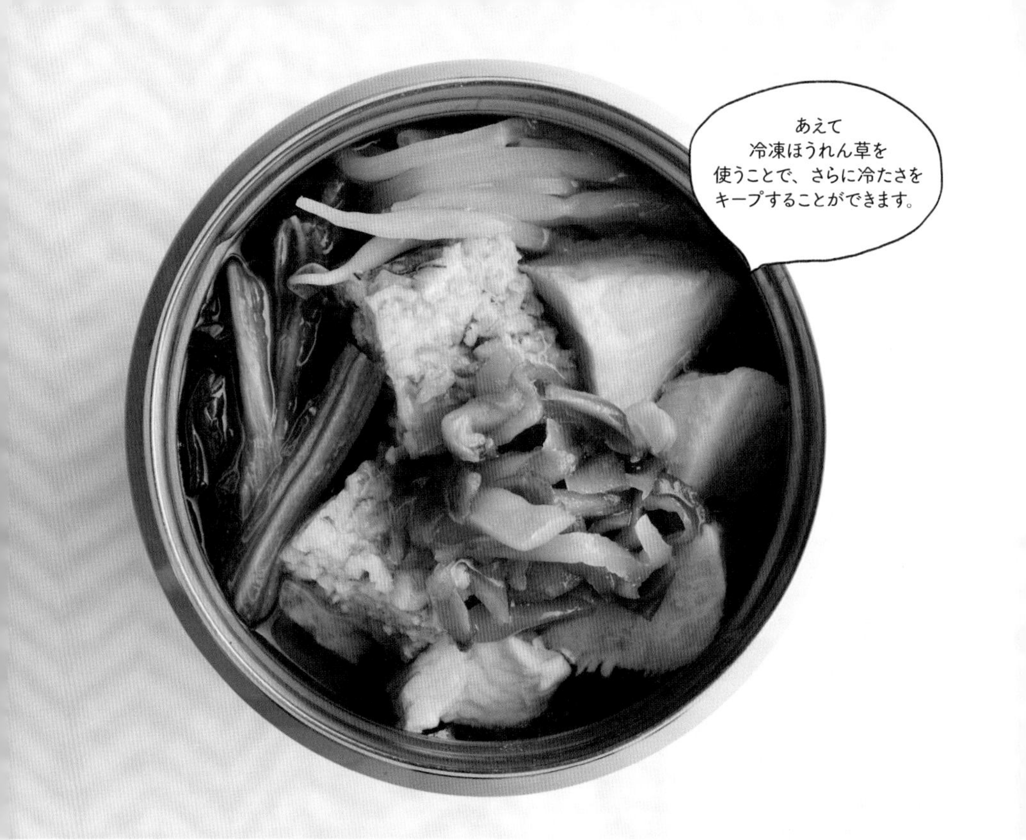
あえて
冷凍ほうれん草を
使うことで、さらに冷たさを
キープすることができます。

冷やし鶏中華スープ

ごろっとした蒸し鶏が食べ応えアップ

カロリー	食物繊維	糖質
214 kcal	4.8 g	20.3 g

材料（1人分）

オートミールキューブ（P25参照）… 1食分
蒸し鶏… 50g
※チョップドサラダ手順1参照（P88）
もやし… 30g
ザーサイ（せん切り）… 15g
冷凍ほうれん草… 20g
鶏がらスープの素（顆粒）… 小さじ½
しょうゆ… 小さじ1
にんにくチューブ… 小さじ½
冷水… 200㎖
氷… 2個

作り方

1 もやしは、耐熱容器に入れ、電子レンジで1分加熱する。冷蔵庫で冷やしておく。

2 スープジャーに氷水（分量外）を入れ、フタをして3分ほど予冷する。

3 スープジャーの氷水を捨て、すべての材料を入れる。

PART

5

パン・蒸しパン

パンも蒸しパンもオートミールを粉砕せずに、
クイックオーツで作れます。
作り方もなるべく簡単にしました。
見た目は小ぶりですが、満腹感のある
パンと蒸しパンです。サラダやスープ、
おかずを添えれば栄養バランスもばっちり。

お手軽パン 2種

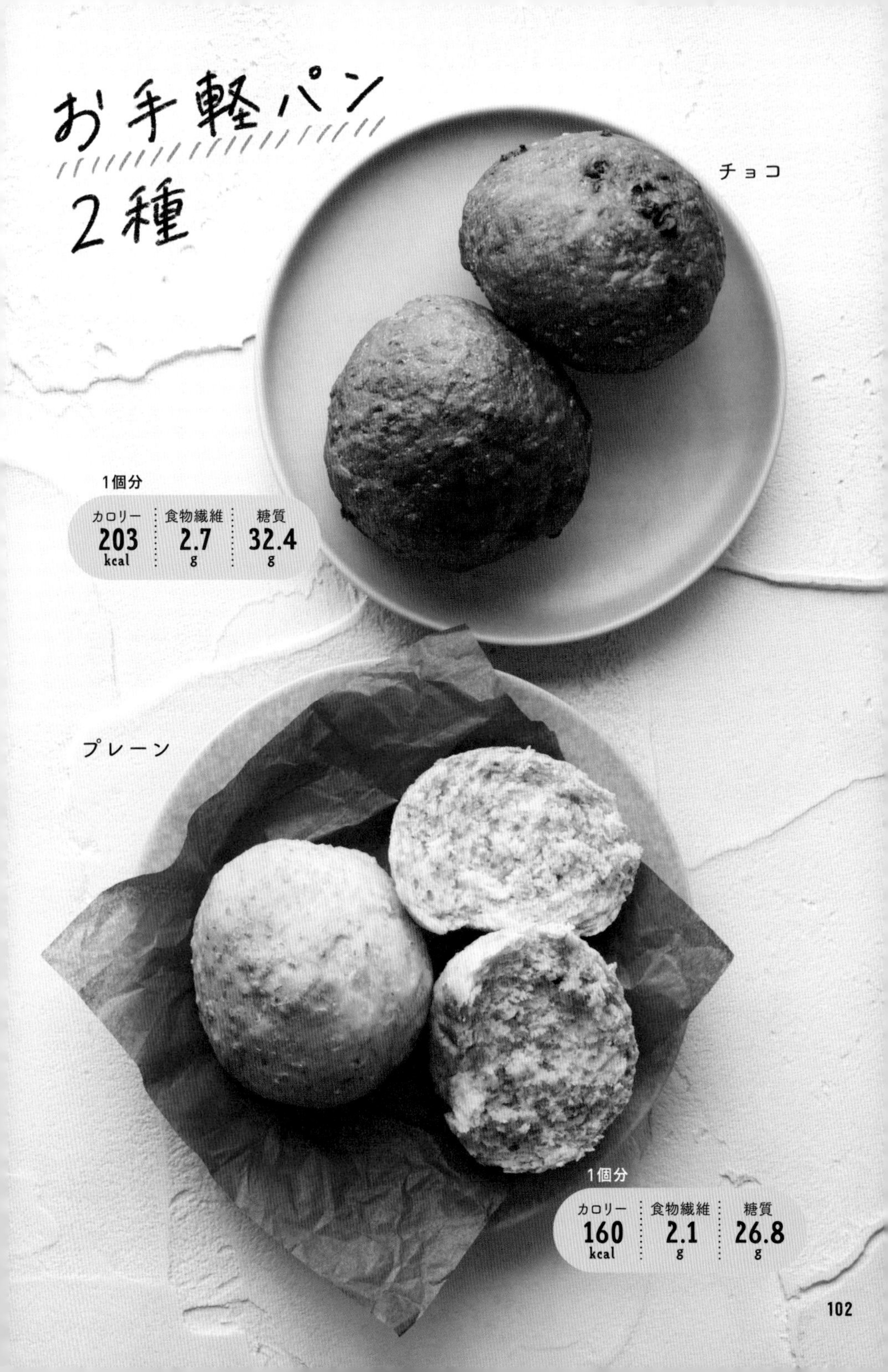

チョコ

1個分

カロリー	食物繊維	糖質
203 kcal	2.7 g	32.4 g

プレーン

1個分

カロリー	食物繊維	糖質
160 kcal	2.1 g	26.8 g

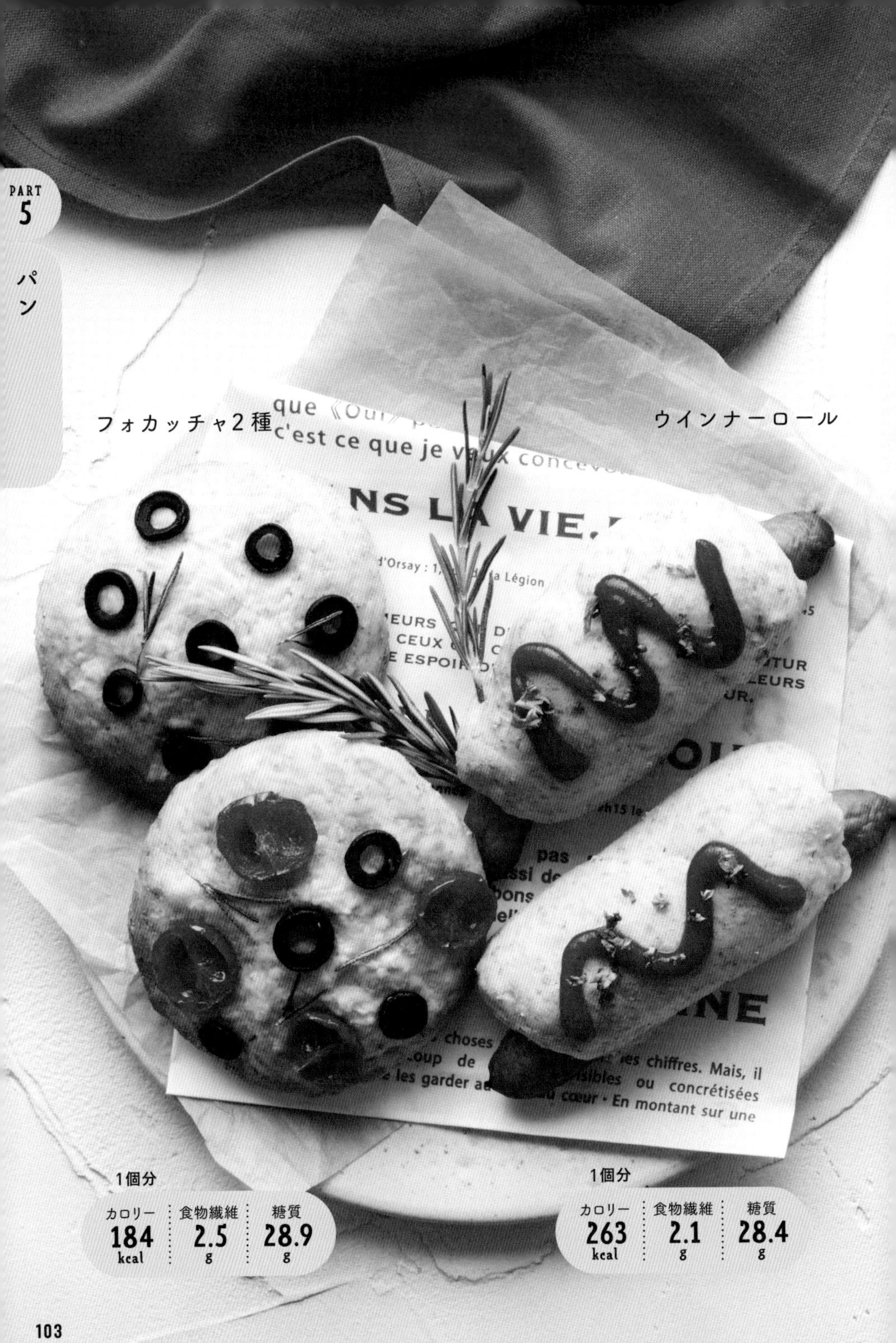

フォカッチャ2種

1個分

カロリー	食物繊維	糖質
184 kcal	2.5 g	28.9 g

ウインナーロール

1個分

カロリー	食物繊維	糖質
263 kcal	2.1 g	28.4 g

お手軽パン（プレーン）

ほんのりとした甘みのあるふわふわパン

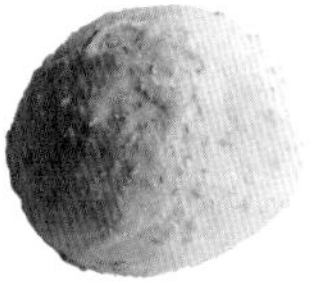

材料（小さめ6個分）

ぬるま湯（40℃くらい）… 150mℓ
ドライイースト… 3g
A
- オートミール（クイックオーツ）…80g
- はちみつ… 20g
- 塩…小さじ⅓（1.5g）

強力粉… 140g
無塩バター（室温に戻す）… 10g

※室温が低い場合は、発酵時間を長めにして様子をみてください。ふくらみにくい場合は、温かい場所に置いてみてください。

発酵前

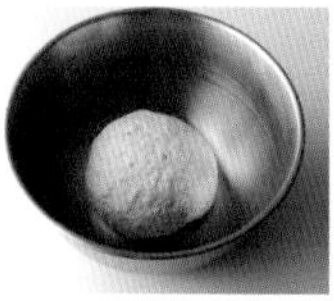

発酵後

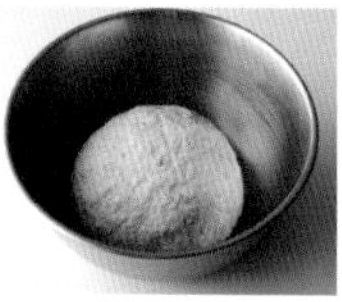

作り方

1 ボウルにぬるま湯を入れ、ドライイーストをなるべく重ならないように振り入れる。イーストが溶けて少し沈んだら、**A**を入れて混ぜる。5分ほどなじませる。

2 **1**に強力粉を入れて、ヘラで混ぜる。粉っぽさがなくなってきたらバターを入れて、3分くらい手でこねる（ベタつく場合は強力粉を適宜追加）。

3 ひとまとまりになったら丸くして、油（分量外）を薄く塗ったボウルに生地を入れてラップをする。15分放置し、発酵させる（1.5〜2倍にふくらむ）。

4 生地を押してガス抜きをする。生地を6等分にし、好きな形に成形する。濡れ布巾をかぶせ、10分放置。

5 放置している間に、オーブンを180℃に予熱し、**4**を15分焼く。

お手軽パン（チョコ）

チョコが加わり、甘みがアップ

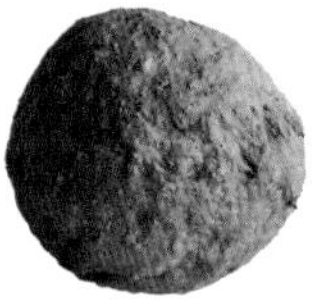

材料（小さめ6個分）

ぬるま湯（40℃くらい）… 150mℓ
ドライイースト… 3g
A
- オートミール（クイックオーツ）…80g
- はちみつ… 40g
- 塩…小さじ⅓（1.5g）
- 純ココア… 10g

強力粉… 140g
無塩バター（室温に戻す）… 10g
チョコチップ… 30g

作り方

1 プレーンの手順**3**まで作る。

2 生地を押してガス抜きをする。生地を6等分にし、薄く広げた生地に6等分にしたチョコチップをのせて混ぜ込み、好きな形に成形する。濡れ布巾をかぶせ、10分放置。

3 放置している間に、オーブンを180℃に予熱し、**2**を15分焼く。

ウインナーロール

お腹も満足する人気の食事パン

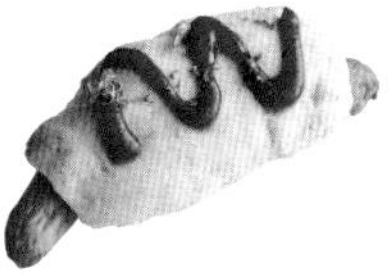

材料（小さめ6個分）

ぬるま湯（40℃くらい）… 150mℓ
ドライイースト… 3g
A
- オートミール（クイックオーツ）… 80g
- はちみつ… 20g
- 塩…小さじ1/3（1.5g）

強力粉… 140g
無塩バター（室温に戻す）… 10g
ウインナーソーセージ…長め6本

トッピング
トマトケチャップ…適量
乾燥パセリ…適量

作り方

1 プレーンの手順**3**まで作る。

2 生地を押してガス抜きをする。生地を6等分にし、細長く棒状にする。生地をウインナーに巻きつける。濡れ布巾をかぶせ、10分放置。

3 放置している間に、オーブンを180℃に予熱し、**2**を20分焼く。

4 焼きあがったら、トマトケチャップをかけ、パセリを散らす。

フォカッチャ2種

ローズマリーが、味と香りのアクセント

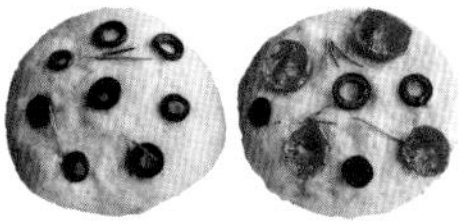

材料（小さめ6個分）

ぬるま湯（40℃くらい）… 150mℓ
ドライイースト… 3g
A
- オートミール（クイックオーツ）… 80g
- はちみつ… 20g
- 塩…小さじ1/3（1.5g）

強力粉… 150g
オリーブオイル…大さじ1

トッピング1
ミニトマト（半分に切り種を除く）… 3個
黒オリーブ（輪切り）…適量
オリーブオイル…適量
塩（粗塩でも）…適量
ローズマリー…適量
トッピング2
黒オリーブ（輪切り）…適量
塩（粗塩でも）…適量
ローズマリー…適量

作り方

1 プレーンの手順**3**まで作る。バターではなく、オリーブオイルを使う。

2 生地を押してガス抜きをする。生地を6等分にし、薄い円盤状に成形する。濡れ布巾をかぶせ、10分放置。その間に、オーブンを180℃に予熱する。

3 オリーブオイルを指につけて生地に、いくつかくぼみをつける。くぼみにミニトマトやオリーブを置き、仕上げに塩、ローズマリーを散らす。

4 オーブンで**3**を15分焼く。

蒸しパン4種

プレーン

チョコバナナ

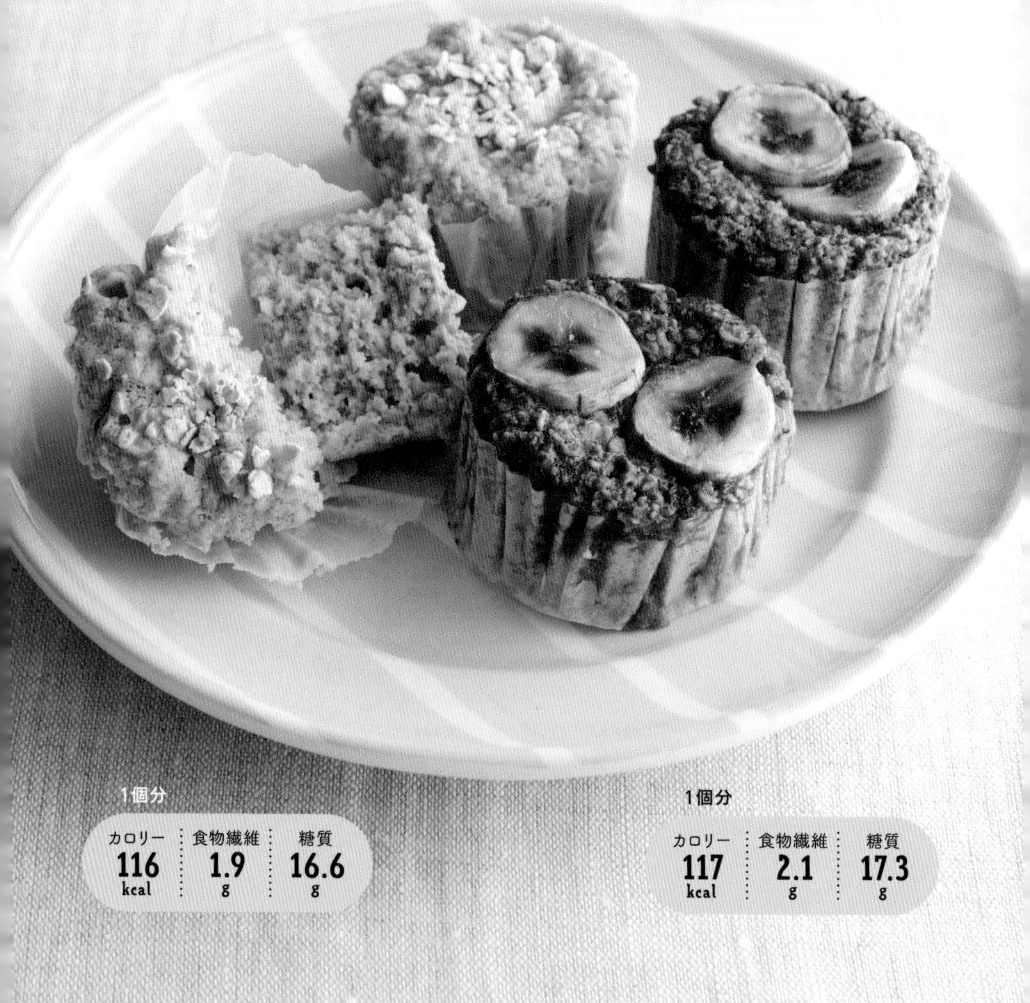

プレーン

1個分

カロリー	食物繊維	糖質
116 kcal	1.9 g	16.6 g

チョコバナナ

1個分

カロリー	食物繊維	糖質
117 kcal	2.1 g	17.3 g

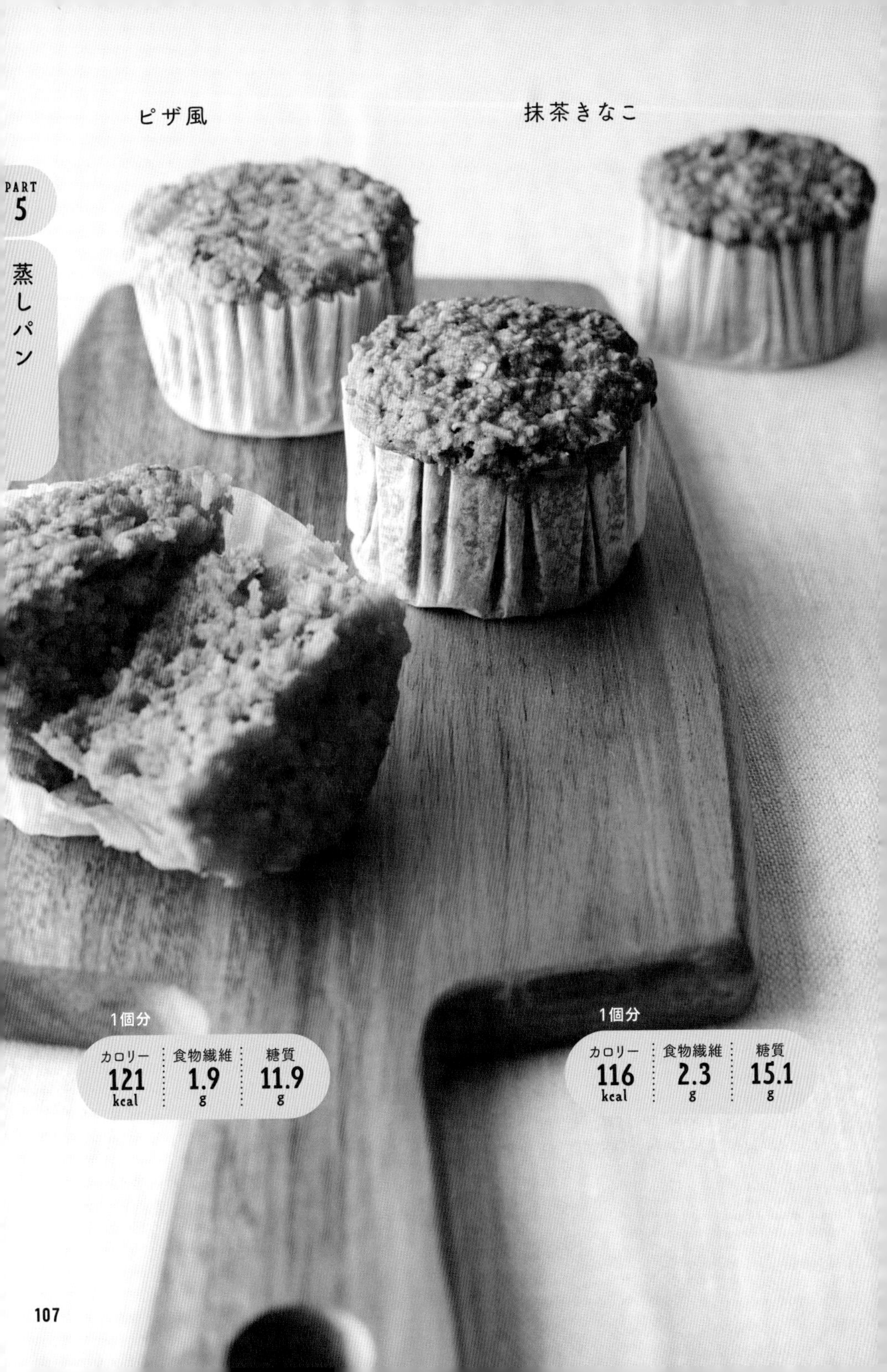

ピザ風

1個分

カロリー	食物繊維	糖質
121 kcal	1.9 g	11.9 g

抹茶きなこ

1個分

カロリー	食物繊維	糖質
116 kcal	2.3 g	15.1 g

蒸しパン(プレーン)

電子レンジで簡単調理

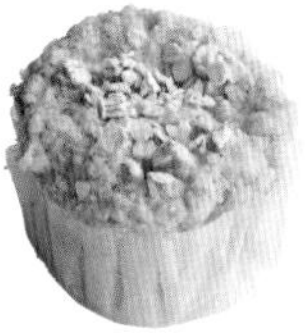

材料 (マフィンカップ4個分)

A
- オートミール(クイックオーツ)…80g
- はちみつ…20g
- 卵…1個
- 水…100mℓ

ベーキングパウダー…小さじ1弱(4g)
トッピング用オートミール(クイックオーツ)…適量

作り方

1 ボウルにAの材料を混ぜ合わせ、3分以上おいてなじませる。

2 ベーキングパウダーを加えて全体を軽く混ぜ、マフィンカップに分け入れる。トッピングのオートミールをのせる。

3 電子レンジで4分加熱する。

甘みが足りなければ、はちみつの分量を調整してください。

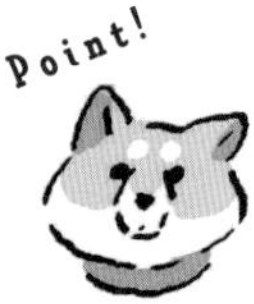

蒸しパン(チョコバナナ)

チョコ×バナナは、鉄板の組み合わせ

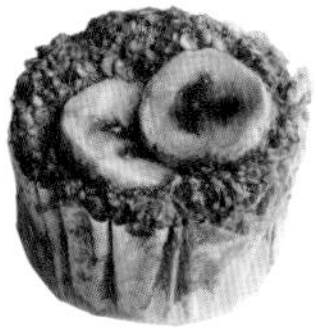

材料 (マフィンカップ4個分)

バナナ…小1本

A
- オートミール(クイックオーツ)…70g
- はちみつ…10g
- 卵…1個
- 純ココア…小さじ1.5
- 水…80mℓ

ベーキングパウダー小さじ1弱(4g)
トッピング用バナナ(輪切り)…8枚

作り方

1 ボウルにバナナを入れてフォークで潰す。

2 1にAの材料を混ぜ合わせ、3分以上おいてなじませる。

3 ベーキングパウダーを加えて全体を軽く混ぜ、マフィンカップに分け入れる。トッピングのバナナをのせる。

4 電子レンジで4分加熱する。

蒸しパン（抹茶きなこ）

抹茶の色味が華やかな蒸しパン

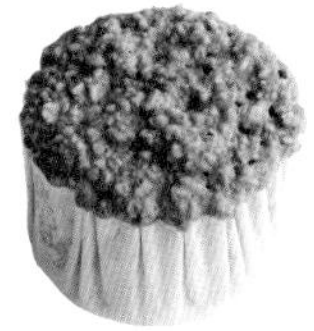

材料（マフィンカップ4個分）

A
- オートミール（クイックオーツ）…70g
- はちみつ…20g
- 卵…1個
- 抹茶…3g
- きなこ…7g
- 水…80mℓ

ベーキングパウダー…小さじ1弱（4g）

作り方

1. ボウルにAの材料を混ぜ合わせ、3分以上おいてなじませる。
2. ベーキングパウダーを加えて全体を軽く混ぜ、マフィンカップに分け入れる。
3. 電子レンジで4分加熱する。

蒸しパン（ピザ風）

まるでピザのようなので、食事に合う

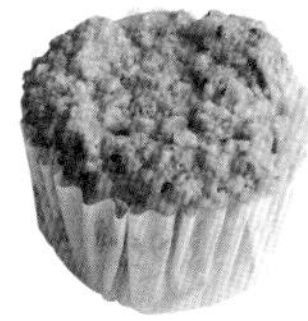

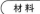

材料（マフィンカップ4個分）

A
- オートミール（クイックオーツ）…70g
- トマトジュース（無塩）…120mℓ
- 卵…1個
- 乾燥バジル…小さじ1/2
- ピザ用チーズ…30g
- 塩…小さじ1/3

ベーキングパウダー小さじ1弱（4g）

作り方

1. ボウルにAの材料を混ぜ合わせ、3分以上おいてなじませる。
2. ベーキングパウダーを加えて全体を軽く混ぜ、マフィンカップに分け入れる。
3. 電子レンジで4分加熱する。

蒸しパンは、どれも冷凍OK。解凍は、ラップのまま電子レンジで1分加熱してください。

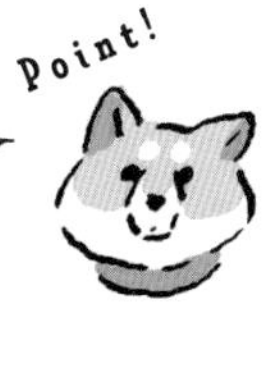

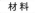

COLUMN

フォロワーさんからの声で価値観が変わった

私のダイエットの様子などをインスタグラムにのせることで、ありがたいことにたくさんいるフォロワーさんから、ご自身の行き過ぎたダイエットなどの経験談、反省談を個別でいただくことが増えました。このことで、ダイエットについて考えるきっかけとなり、価値観が変わりました。

「理想体重になることがゴールではなく、自分のことを認めてあげることがゴール」——今では、そう思うようになりました。

価値観が変わる前は、太っている自分が嫌い、簡単にやせたい、減らない体重に落ち込む、他人はやせているのに自分だけ太っている……という思いでいっぱいでした。

今の私は、自分を認めて受け入れることは素敵なこと、細くやせているということだけが美しさではない、体の健康を優先する、他人と比較しないことという、前向きな価値観へと変わりました。

食事は制限しすぎず楽しむ、必要な筋力をつける、姿勢を意識する。今は、こうしたことに目を向けていきたいと思っています。自分の見た目に寛容になりつつ、ゆるっとしたオートミール生活を今後も続けていきたいと思っています。

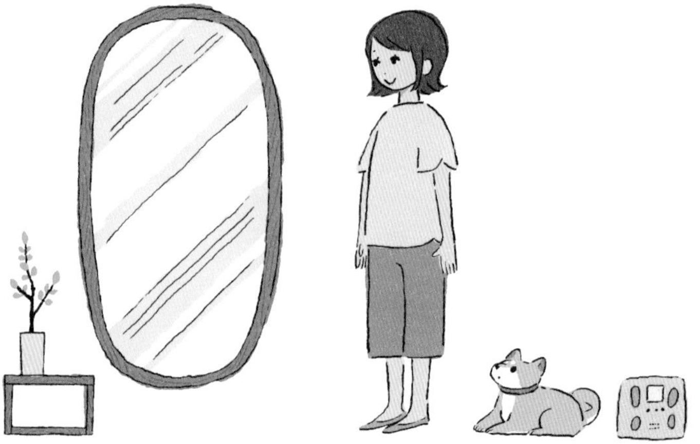

PART

6

おかず

入っているオートミールの分量は少なめですが、
少しでもオートミールを取り入れたいときに。
お弁当のおかずにも、普段の作り置きおかずとしても。
炊きこみごはん、おにぎらず、
パンなどと合わせてもOK。

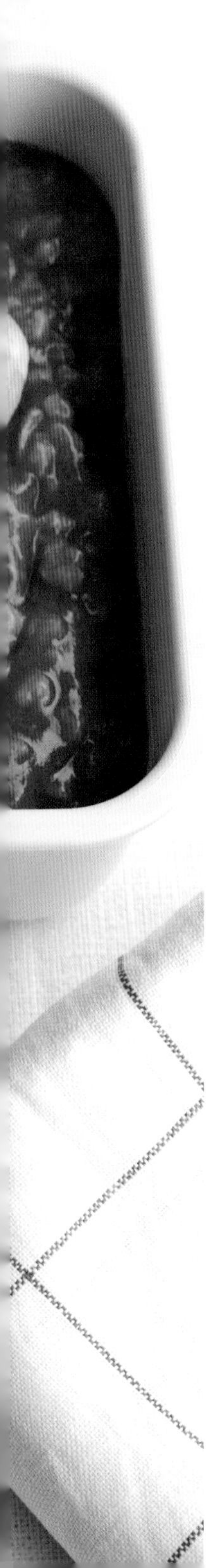

レンジでえびチリ

片栗粉を使わず、とろみはオートミールのみ

材料（作りやすい分量）

むきえび…中13尾
塩…少々

A
- オートミール（クイックオーツ）… 15g
- 長ねぎ（白い部分を粗みじん切り）… 20g
- トマトケチャップ…大さじ3
- 砂糖…小さじ2
- 酒…小さじ2
- 鶏がらスープの素（顆粒）…小さじ1/2
- 水… 100mℓ
- 豆板醤…小さじ1/3

作り方

1 えびに塩をふり、揉み込む。

2 耐熱ボウルに、**1**と**A**を入れ、スプーンで軽く全体を混ぜる。

3 ふんわりラップをし、電子レンジで4分加熱する。

4 全体を混ぜ、再びふんわりラップをして電子レンジで2分加熱する。

Point!

豆板醤の分量で、
辛さの調節を
してください。

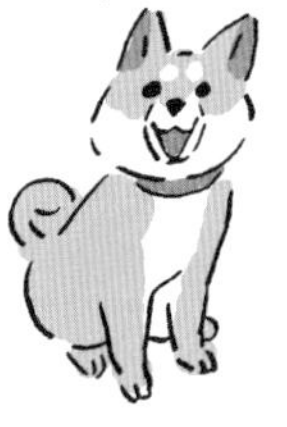

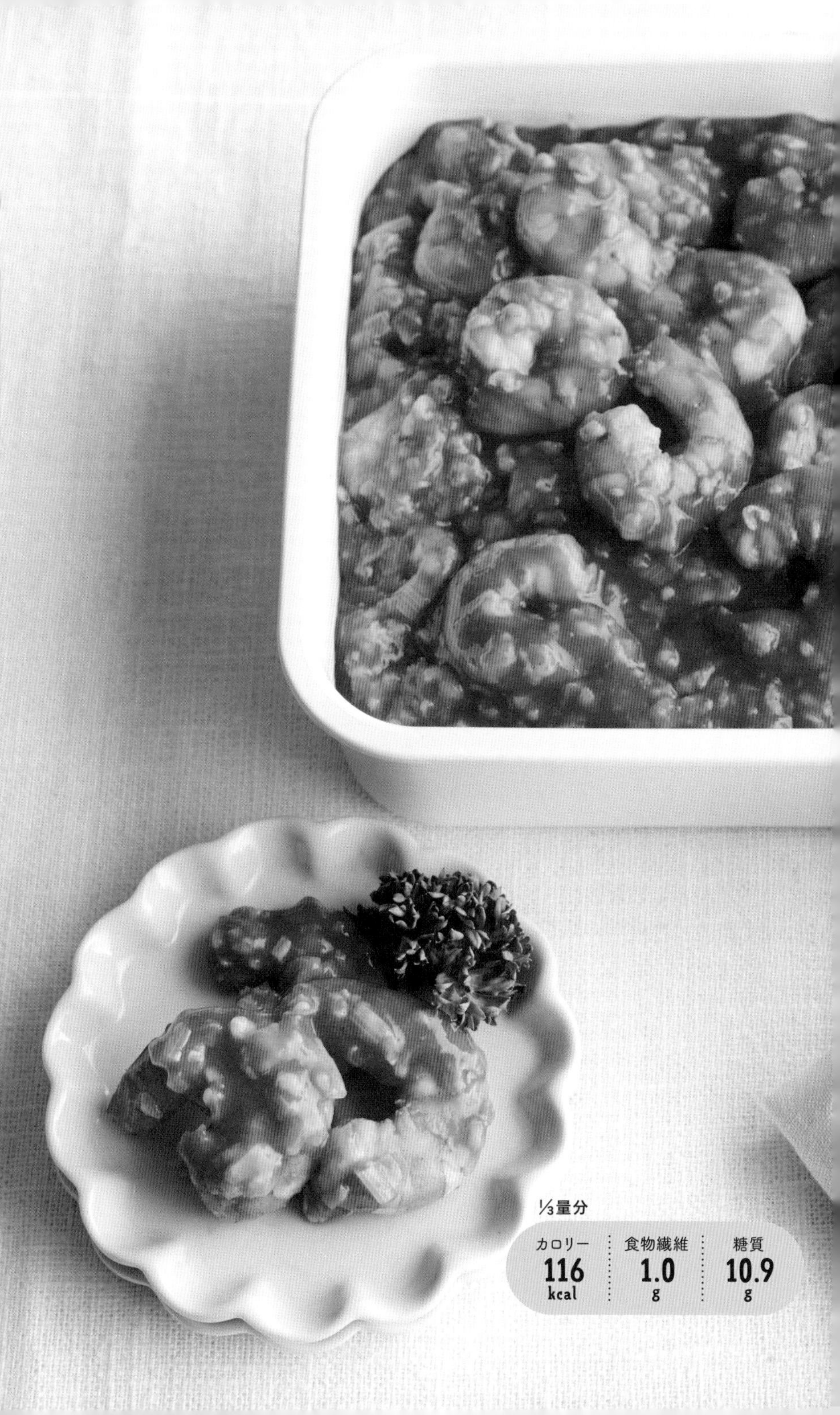

1/3量分

カロリー	食物繊維	糖質
116 kcal	1.0 g	10.9 g

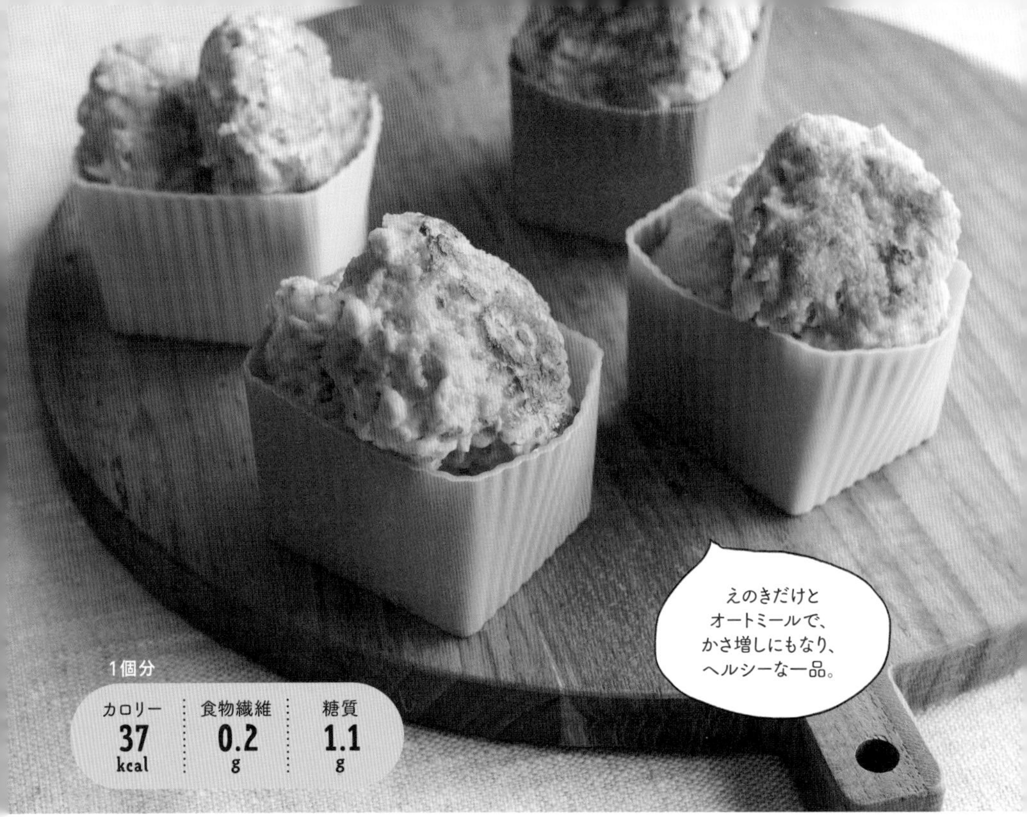
えのきだけと
オートミールで、
かさ増しにもなり、
ヘルシーな一品。
1個分
カロリー 37 kcal
食物繊維 0.2 g
糖質 1.1 g

えのきナゲット

つなぎのオートミールでふわっと食感

材料（約20個分）

オートミール（クイックオーツ）… 30g
水… 100mℓ

A
- 鶏ひき肉… 300g
- えのきだけ（根元を切り、粗みじん切り）… 50g
- コンソメスープの素（顆粒）… 小さじ1
- 乾燥パセリ… 適量

サラダ油… 大さじ½

作り方

1 耐熱ボウルにオートミールと水を入れて、電子レンジで1分30秒加熱する。

2 **1**にAを加えて、粘り気が出るまで混ぜる。

3 生地をスプーンですくって、サラダ油を入れて中火に熱したフライパンに落として焼く。

4 片面が焼けたら裏返し、フタをして蒸し焼きにする。

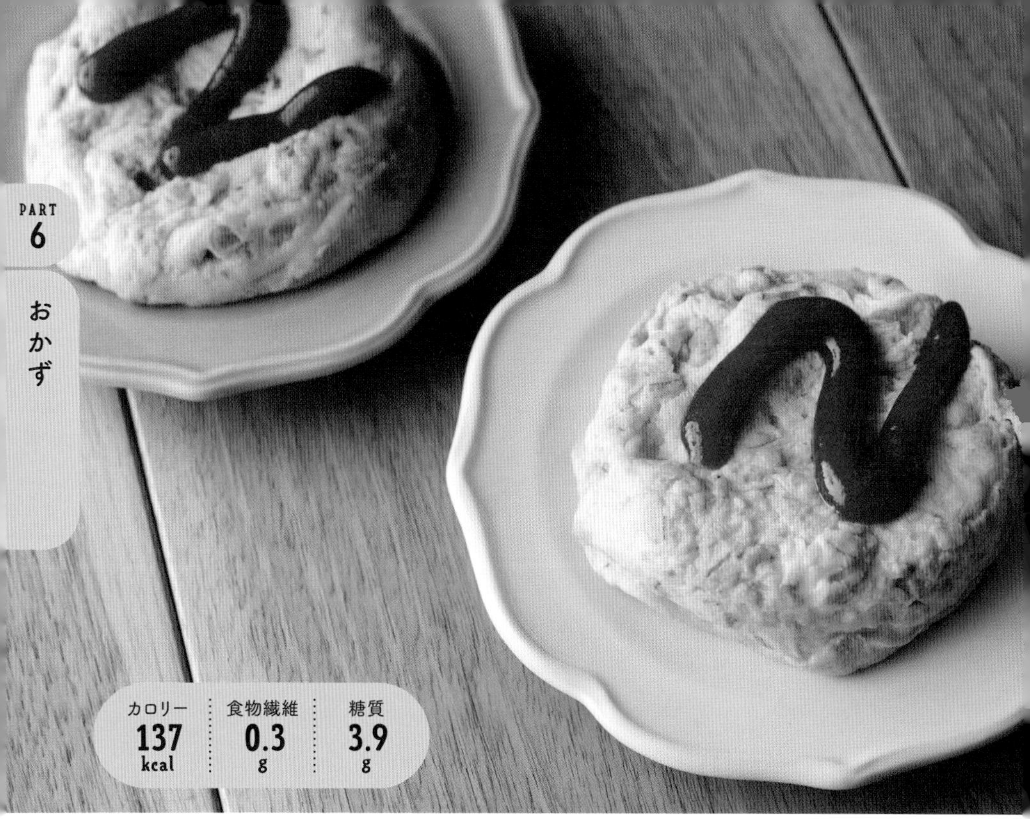

カロリー	食物繊維	糖質
137 kcal	0.3 g	3.9 g

マグカップオムレツ

フライパンも油も使わずに簡単調理

材料 (1人分／大きめのマグカップ)

オートミール(クイックオーツ)…大さじ½
卵…1個
砂糖…小さじ½
水…大さじ1
マヨネーズ…小さじ1
塩…少々
トマトケチャップ…お好みで

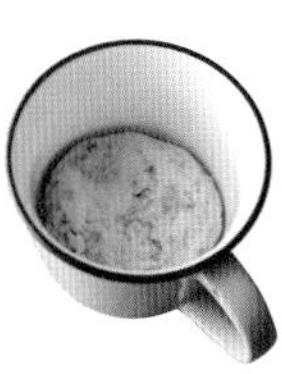

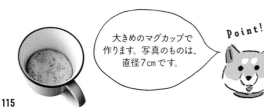

大きめのマグカップで作ります。写真のものは、直径7cmです。

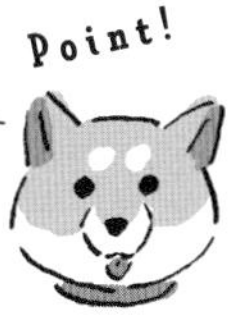

作り方

1 トマトケチャップ以外の材料を耐熱マグカップに入れて混ぜ合わせる。

2 電子レンジで40秒加熱する。取り出したら熱が通ってないところがなじむように軽く混ぜる。

3 再度電子レンジで40秒加熱する。

4 マグカップから取り出して、粗熱をとる。トマトケチャップをかける。

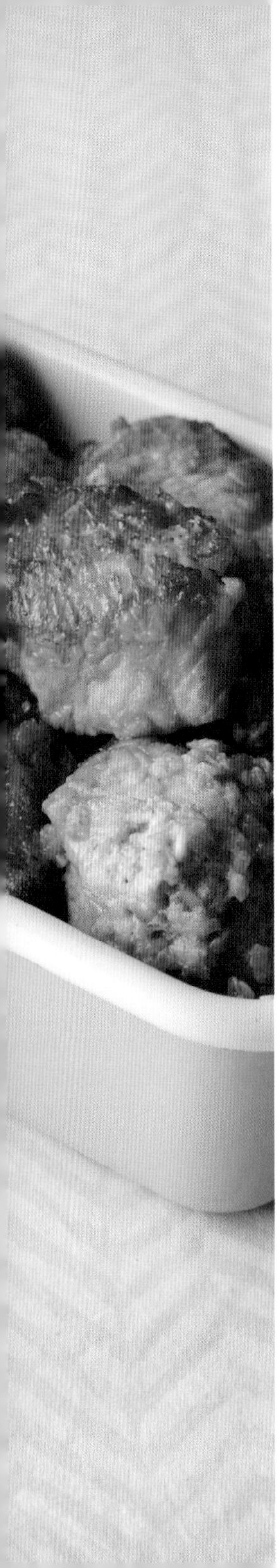

から揚げ

冷めてもおいしい、定番おかず

材料（約10個分）

鶏むね肉…300g

A
- しょうゆ…大さじ1
- 酒…大さじ1
- しょうがチューブ…大さじ1/2
- にんにくチューブ…小さじ1

B
- オートミール（クイックオーツ）…40g
- 米粉…10g
- 水…50mℓ

作り方

1. 鶏肉は皮を取り除き、フォークで全体を刺し、一口大に切る。
2. ビニール袋に**1**とAを入れて、袋の上から全体を揉み込む。冷蔵庫で30分おく。
3. **2**にBを入れて、袋の上から全体を揉み込む。
4. サラダ油（分量外）を170℃に熱し、ときどき裏返しながら約3分揚げる。一度取り出し、さらに180℃で約1分揚げる。

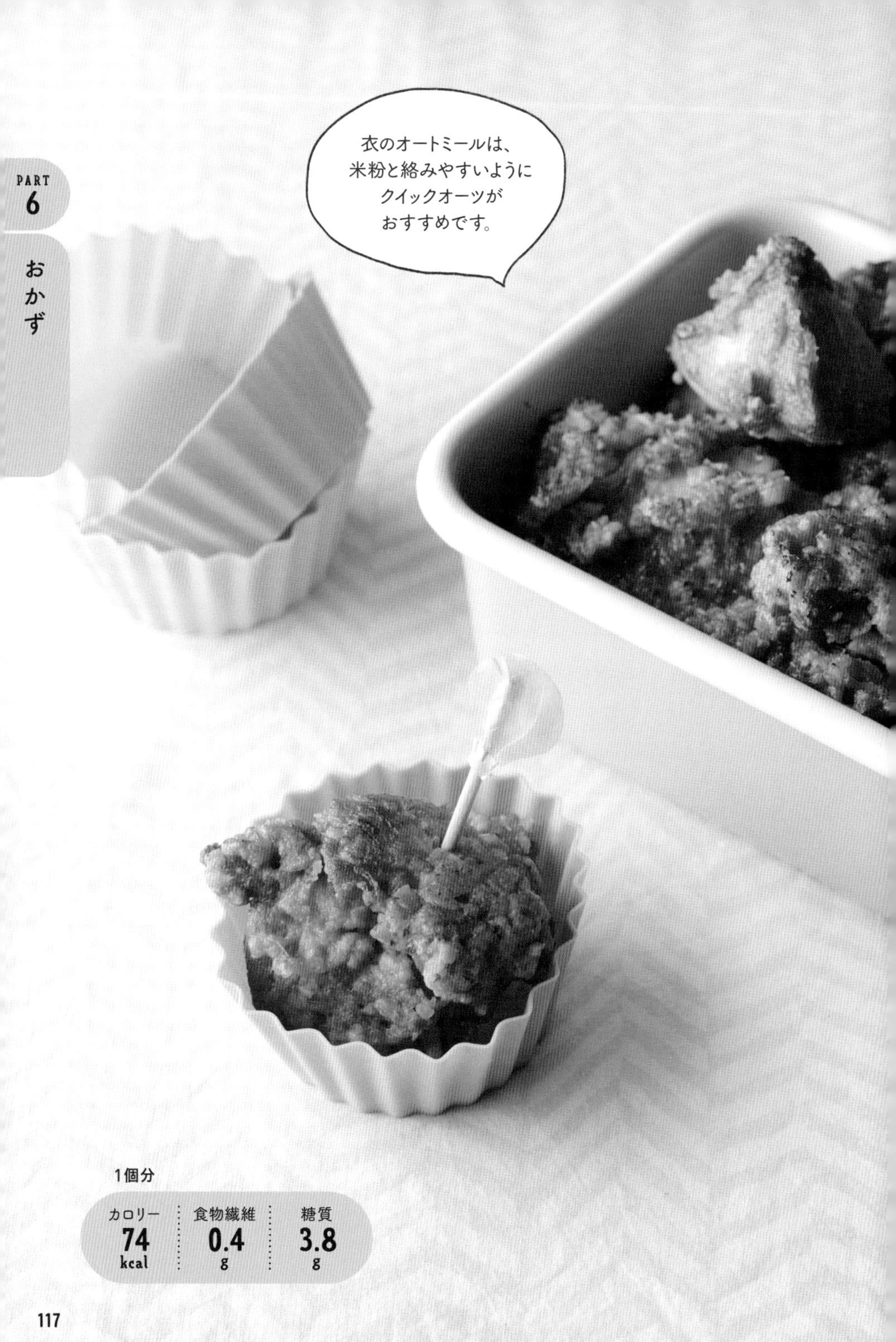

衣のオートミールは、
米粉と絡みやすいように
クイックオーツが
おすすめです。

1個分

カロリー	食物繊維	糖質
74 kcal	0.4 g	3.8 g

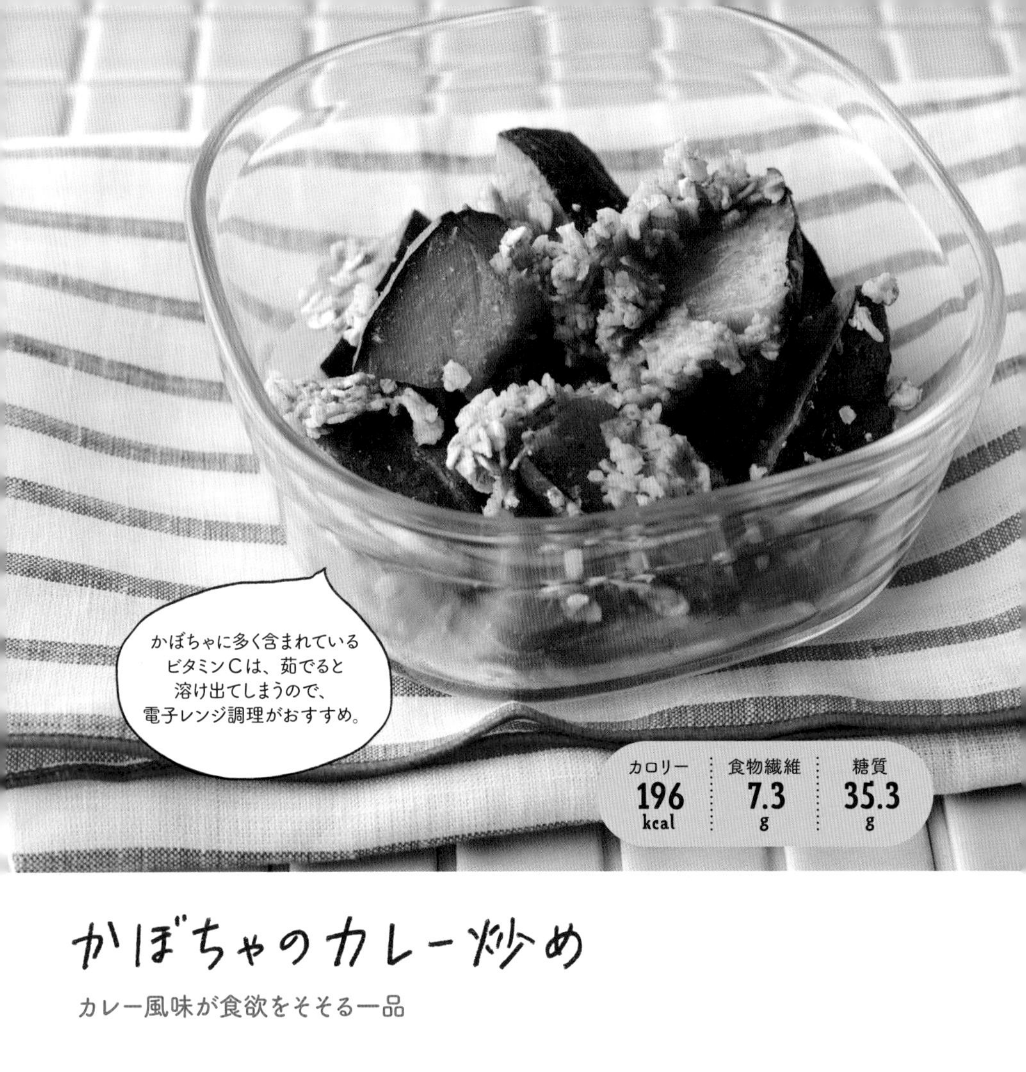
かぼちゃに多く含まれている
ビタミンCは、茹でると
溶け出てしまうので、
電子レンジ調理がおすすめ。
カロリー
196
kcal
食物繊維
7.3
g
糖質
35.3
g

かぼちゃのカレー炒め

カレー風味が食欲をそそる一品

材料 (作りやすい分量)

かぼちゃ（種やワタは取り除く）… 180g
水…大さじ1

A
- **オートミール（クイックオーツ）…大さじ1**
- カレー粉…小さじ⅓
- 塩…少々
- 乾燥パセリ…適量

作り方

1 かぼちゃを小さめの一口大に切る。

2 耐熱ボウルに**1**と水を入れてふんわりラップをし、電子レンジで3分加熱する。

3 取り出して混ぜたら、再度ラップをして電子レンジで2分加熱する。

4 Aを加えて、全体になじむよう混ぜる。

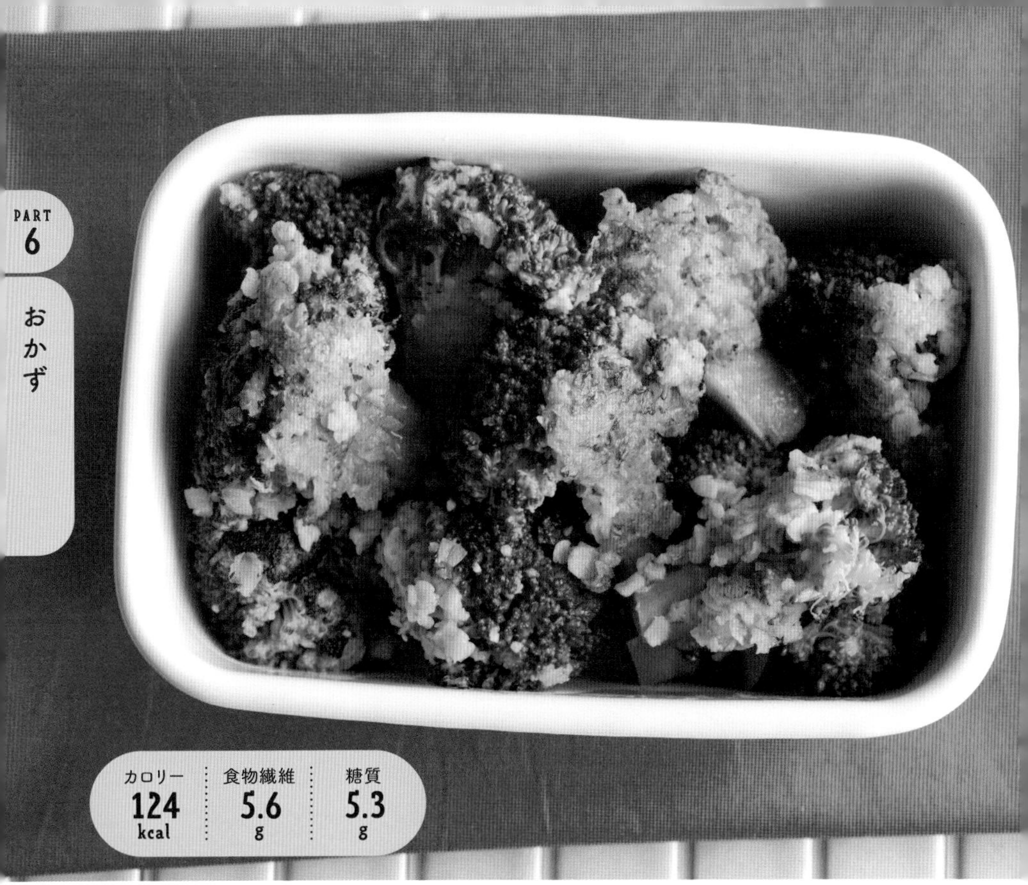

カロリー	食物繊維	糖質
124 kcal	5.6 g	5.3 g

ブロッコリーの粉チーズ焼き

粉チーズのカリッとした食感がおいしい

材料（作りやすい分量）

ブロッコリー（小房に分ける）… 100g
水… 大さじ1~2

A
- **オートミール（クイックオーツ）… 5g**
- ガーリックパウダー… 小さじ1/3
- 粉チーズ… 5g
- 水… 大さじ1

オリーブオイル… 小さじ1

作り方

1 耐熱容器にブロッコリーを入れ、水をふりかけ、ふんわりラップをし、電子レンジで2分加熱する。

2 混ぜ合わせたAをブロッコリーにまぶすようにしっかり押し付ける。

3 フライパンにオリーブオイルを入れて熱し、**3**を裏返しながらカリッとするまで中火で焼く。

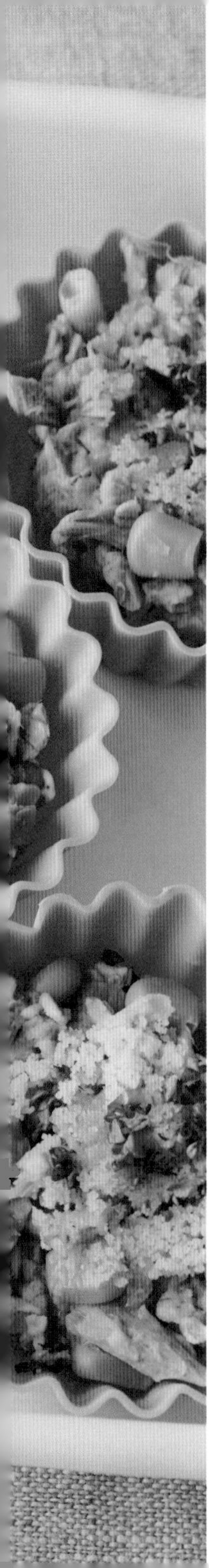

ツナコーンのミニグラタン

マカロニのかわりにオートミールを使ったグラタン

材料（お弁当カップ9号　4個分）

A
- **オートミール（クイックオーツ）…20g**
- ツナ水煮缶（無塩）…1缶（70g）
- 無調整豆乳…大さじ2
- コーン缶…20g
- コンソメスープの素（顆粒）…小さじ$\frac{1}{2}$

粉チーズ…4g
パセリ（刻む）…適量

作り方

1 ボウルで**A**を混ぜ合わせる。ツナ缶は汁もすべて入れる。

2 **1**をカップに分け入れる。

3 粉チーズをふりかけ、耐熱皿の上に置き、ふんわりラップをして電子レンジで1分加熱する。パセリを散らす。

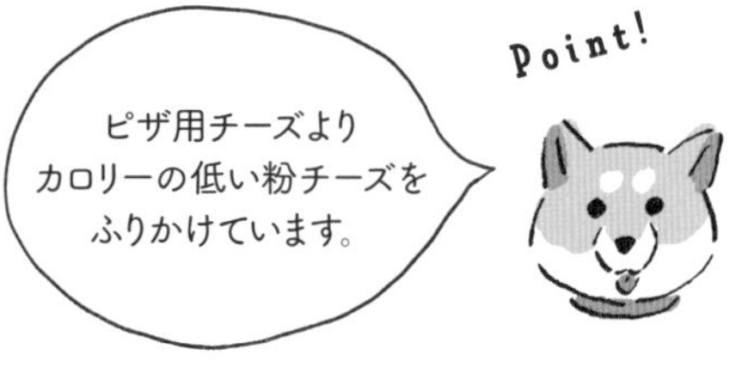
Point!
ピザ用チーズより
カロリーの低い粉チーズを
ふりかけています。

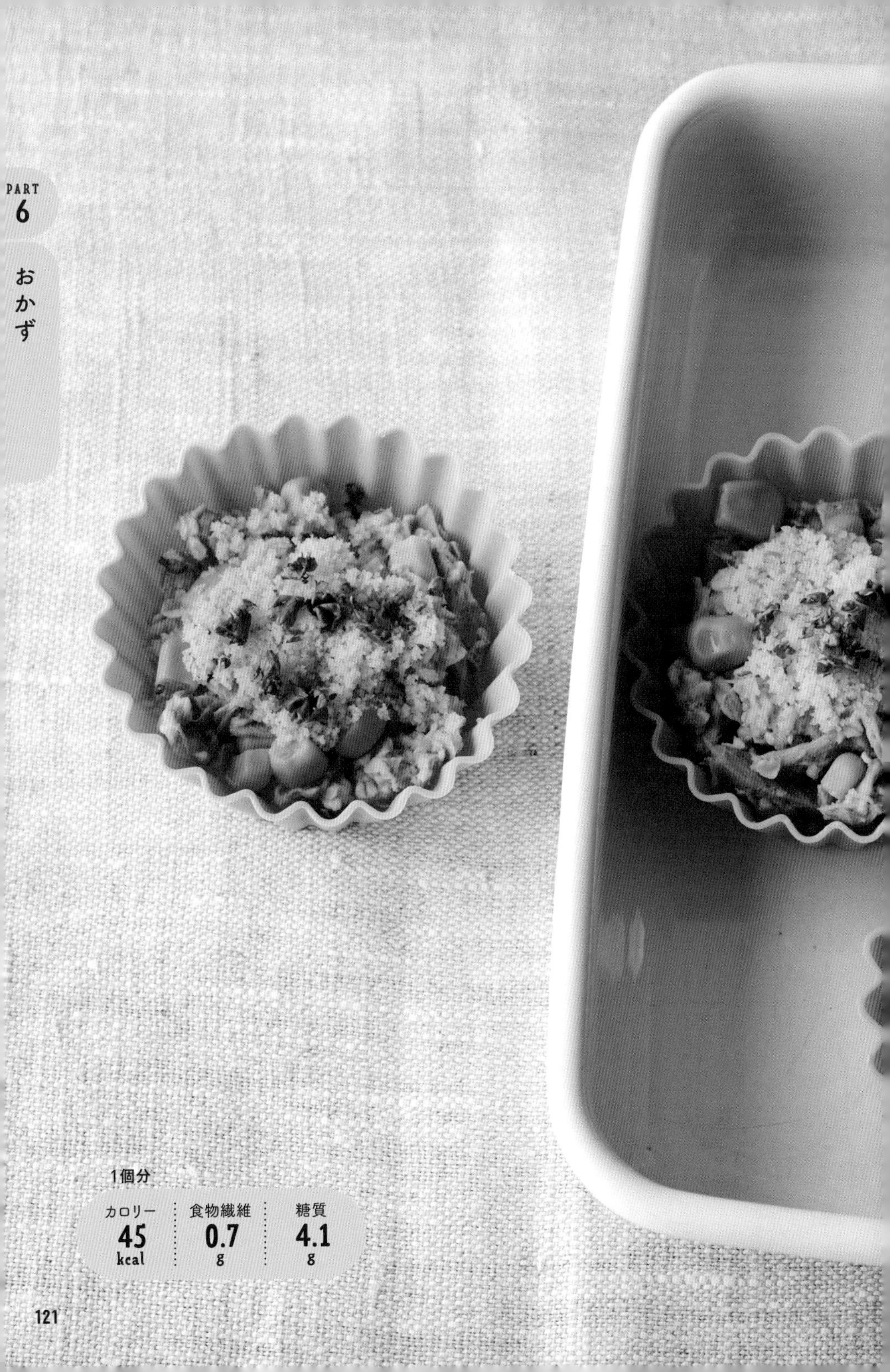

1個分

カロリー	食物繊維	糖質
45 kcal	0.7 g	4.1 g

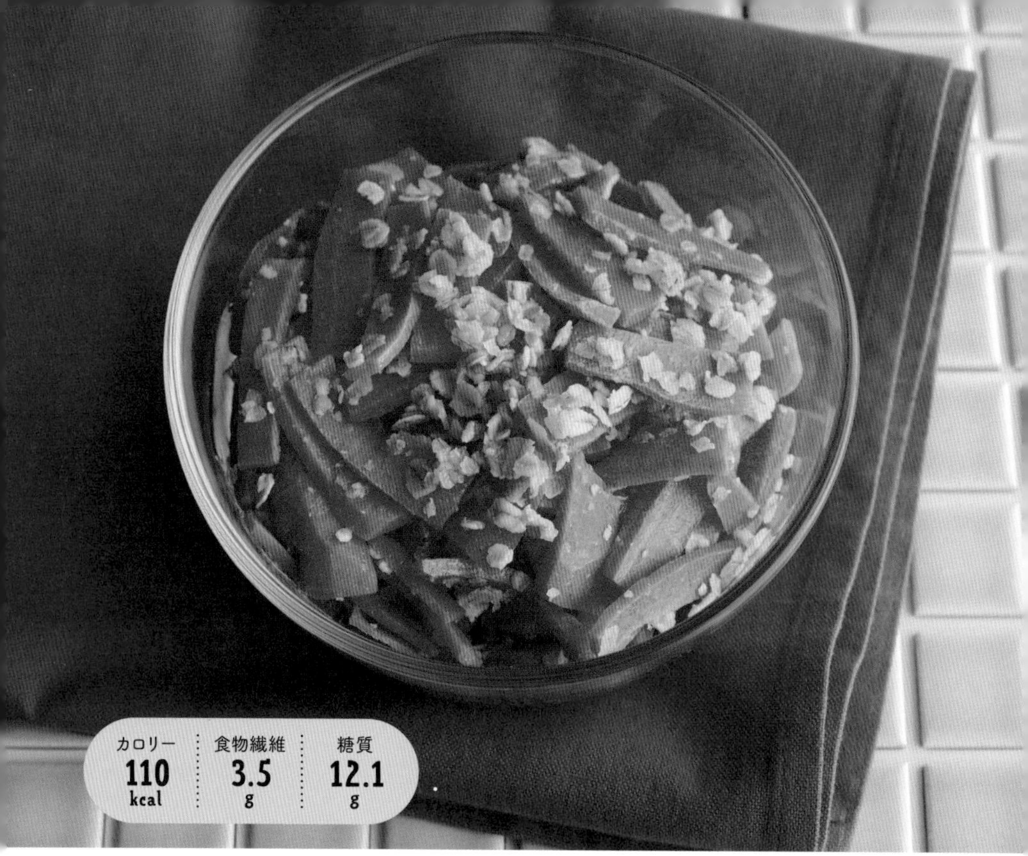

カロリー	食物繊維	糖質
110 kcal	3.5 g	12.1 g

にんじんナムル

にんじんのβ-カロテンは抗酸化作用あり

材料（作りやすい分量）

にんじん（1cm幅の短冊切り）… 100g

A
- オートミール（クイックオーツ）… 大さじ1
- にんにくチューブ … 小さじ½
- 鶏がらスープの素（顆粒）… 小さじ½
- ごま油 … 小さじ1

作り方

1. 耐熱ボウルににんじんを入れ、ふんわりラップをして電子レンジで3分加熱する。
2. Aを加えて全体をなじませるように混ぜる。

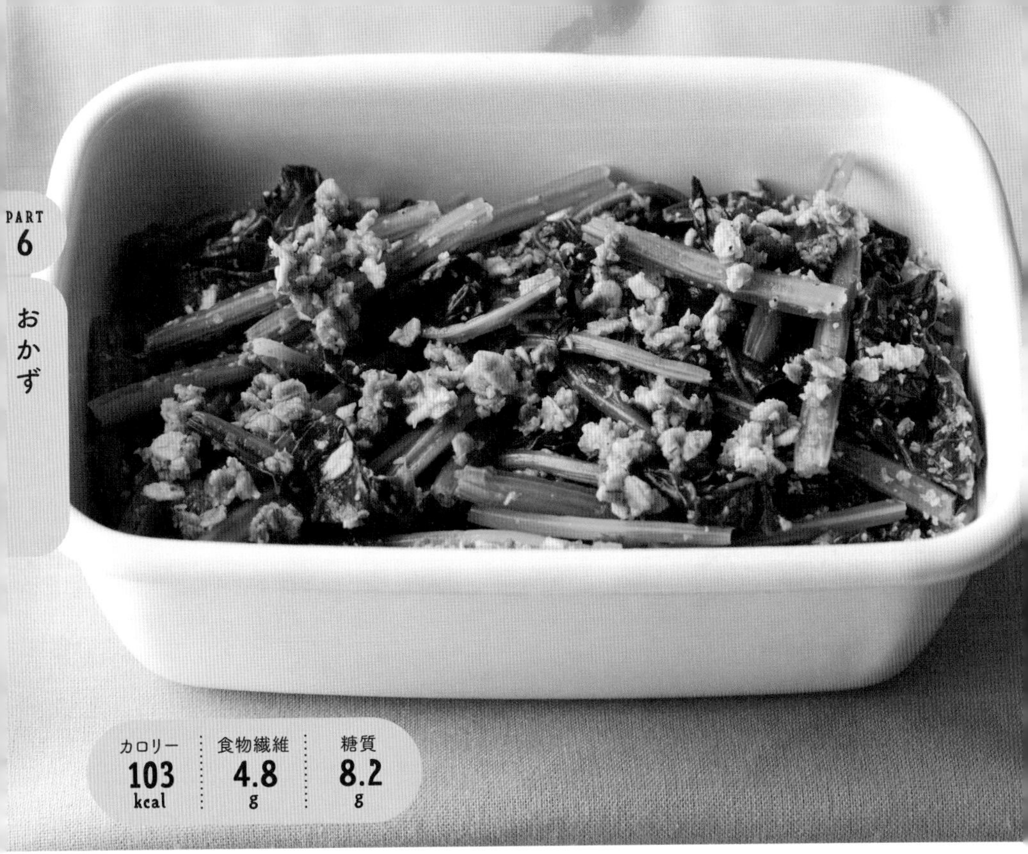

カロリー	食物繊維	糖質
103 kcal	4.8 g	8.2 g

ほうれん草のごま和え

オートミール感のないごま和え

材料（作りやすい分量）

ほうれん草（5cm長さに切る）… 120g

A
- **オートミール（クイックオーツ）… 大さじ1**
- 砂糖 … 小さじ1
- しょうゆ … 小さじ1
- 白すりごま大さじ1

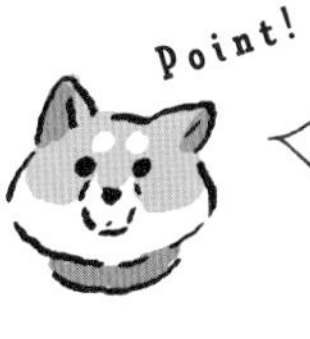

ほうれん草は、
鉄分を多く含むので、
毎日でも
食べたい食材です。

作り方

1 耐熱ボウルにほうれん草を入れ、ふんわりラップをし、電子レンジで2分加熱する。

2 水（分量外）を入れたボウルにほうれん草を入れ、2〜3分アクを抜く。

3 別のボウルにAの材料を入れてよく混ぜ合わせ、水気を切ったほうれん草を入れて全体をなじませるように混ぜる。

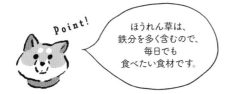

COLUMN

おやつレシピ

ちょっと小腹がすいたときにおすすめ

グラノーラバー

保存目安：常温3～4日

材料（15×15×高さ1cm／10本分）

卵白…1個分

A
- オートミール（ロールドオーツ）…70g
- ミックスナッツ（粗めに刻む）…30g
- レーズン（刻む）…20g
- おからパウダー…大さじ2
- 塩…小さじ½

B
- ココナッツオイル…大さじ1.5
- メープルシロップ…50g
- ピーナッツバター…15g

1本分

カロリー	食物繊維	糖質
96 kcal	1.6 g	9.7 g

作り方

1 ボウルで軽く卵白を泡立て、Aを加え混ぜる。さらにBを加えて全体がなじむように混ぜる。

2 バットなどにクッキングシートを敷き、1を入れて、15cm四方に広げ、ラップの上から全体をしっかりと押さえる（下の写真参照）。

3 バットから出し、ラップを外し、クッキングシートにのせたまま170℃に予熱したオーブンで40分焼く。

4 粗熱が取れたら、包丁で食べやすい大きさに切る。冷蔵庫で1時間以上冷やす。

※手順2の写真

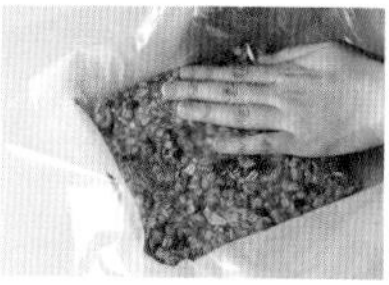

チーズチップス

材料（1枚分）

オートミール（クイックオーツ）…5g
カッテージチーズ…20g
ガーリックパウダー…少々
塩…少々

味のバリエーション
ガーリックパウダーと塩を、
じゃこと黒こしょうにする。

作り方

1 クッキングシートの上でオートミールとカッテージチーズを軽く混ぜて、まるく平らにし、調味料をかける。電子レンジで2分加熱する。

2 箸などでクッキングシートから器に移して、粗熱をとる。

カロリー	食物繊維	糖質
42 kcal	0.5 g	3.8 g

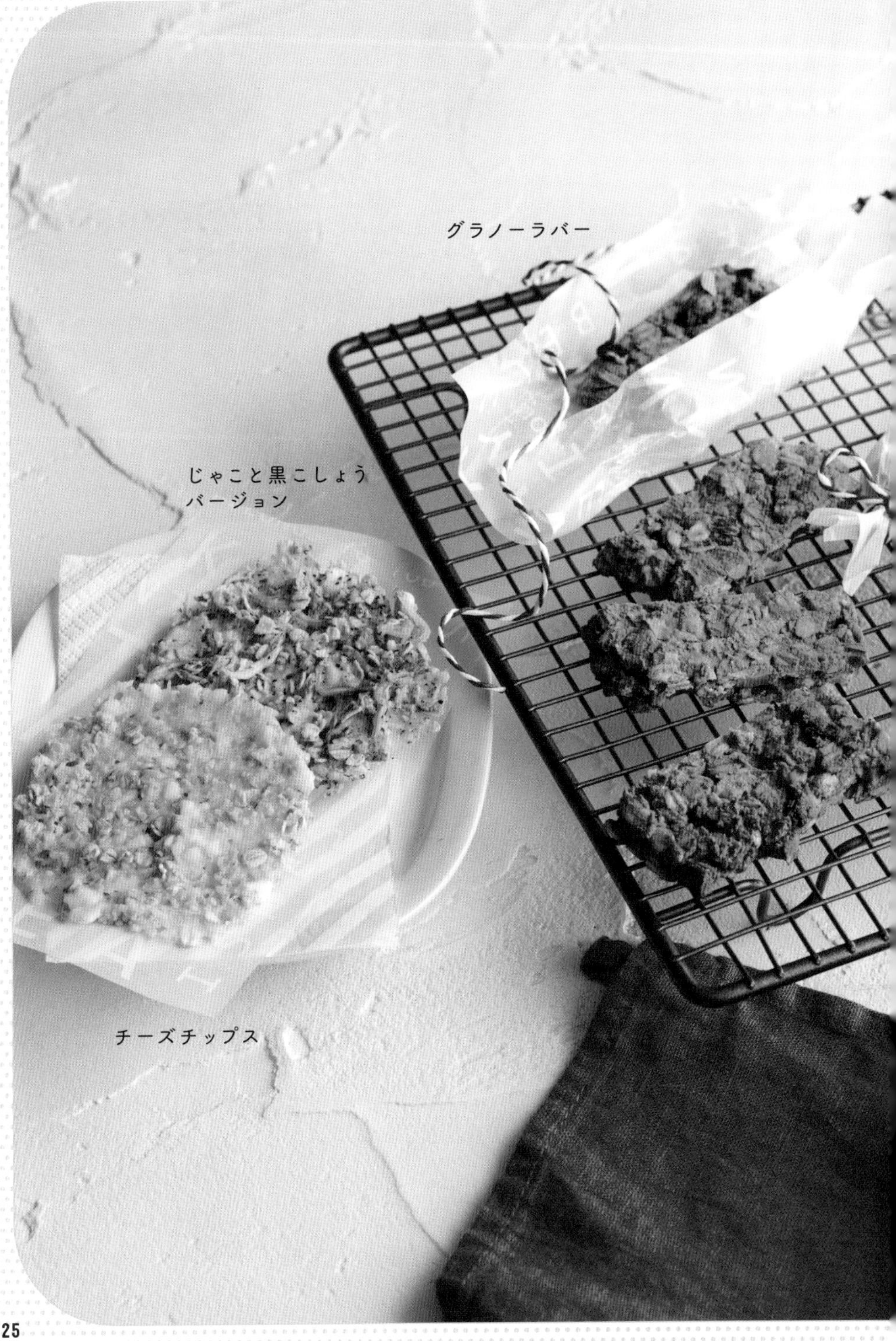
グラノーラバー
じゃこと黒こしょう
バージョン
チーズチップス

主な食材別索引

その他

乳製品

卵、豆製品・加工品

魚介加工品・海藻類

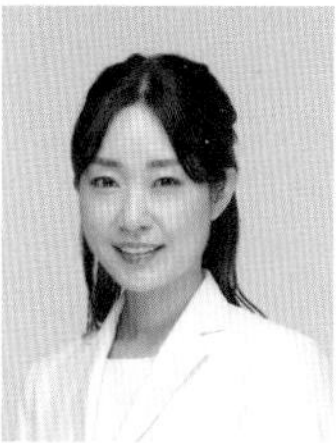

監修者

工藤あき（くどう・あき）

福岡県みやま市にある工藤内科 副院長。一般内科医として地域医療に貢献する一方、消化器内科医として、腸内細菌・腸内フローラに精通、腸活×菌活を活かしたダイエット・美肌・エイジングケア治療にも力を注いでいる。テレビ、書籍、雑誌監修などメディア出演多数。共著書に『からだが整う水曜日の漢方』（大和書房）、監修書に『医師が教える“デブ腸”を“やせ腸”に変える50の法則』（学研プラス）などがある。

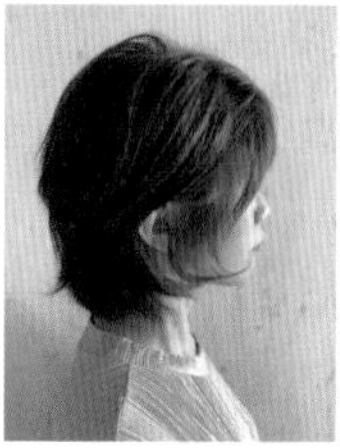

レシピ

おなつ

1988年生まれ。出産後に70kg目前の体重になり、ダイエットをするもなかなかやせず、太っていることに負い目を感じ、人生最後のダイエットを決意。オートミールに興味を持ち、食べはじめて6ヶ月で7kgのダイエットに成功。料理が苦手でも、簡単に、飽きずに食べ続けられるようなオートミールレシピをInstagramで発信中。現在はオートミールのある暮らしや、“やせ”にこだわりすぎない健康的なダイエット情報も発信。フォロワー数は、約15万人。

Instagram @oatmeal_life_0413

本文・カバーデザイン	蓮尾真沙子（tri）
撮影	原ヒデトシ
調理、栄養価計算	中村りえ（エミッシュ）
スタイリング	いのうえ陽子（Love Table Labo.）
アシスタント	大原美穂（エミッシュ）
本文イラスト	坂本奈緒
DTP	株式会社明昌堂
編集	石島隆子
校正	株式会社ぷれす、村上理恵
撮影協力	日本食品製造合資会社、こめたつ、サーモス株式会社

腸活　オートミール弁当

監修者　工藤あき
レシピ　おなつ
発行者　池田士文
印刷所　三共グラフィック株式会社
製本所　三共グラフィック株式会社
発行所　株式会社池田書店
〒162-0851
東京都新宿区弁天町43番地
電話 03-3267-6821（代）
FAX 03-3235-6672

落丁・乱丁はお取り替えいたします。

ISBN978-4-262-13067-5

[本書内容に関するお問い合わせ]
書名、該当ページを明記の上、郵送、FAX、または当社ホームページお問い合わせフォームからお送りください。なお回答にはお時間がかかる場合がございます。電話によるお問い合わせはお受けしておりません。また本書内容以外のご質問などにもお答えできませんので、あらかじめご了承ください。本書のご感想についても、弊社HPフォームよりお寄せください。
[お問い合わせ・ご感想フォーム]
当社ホームページから
https://www.ikedashoten.co.jp/

21027011